CUANDO TODO CAMBIA

CUANDO
TODO CAMBIA

Comprender, cuidar y sostener
en el posparto

Eva Mateu i Sala

Papel certificado por el Forest Stewardship Council®

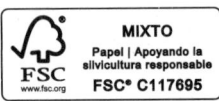

MIXTO
Papel | Apoyando la
silvicultura responsable
FSC® C117695

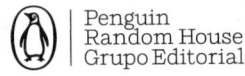

Penguin
Random House
Grupo Editorial

Primera edición: abril de 2026

Printed in Spain – Impreso en España

ISBN: 978-84-666-8290-9
Depósito legal: B-1.306-2026

Compuesto en M. I. Maquetación, S. L.
Impreso en Black Print CPI Ibérica
Sant Andreu de la Barca (Barcelona)

BS 8 2 9 0 9

A ti, Miguel, porque sin ti nada de esto tendría sentido.
A ti, Emma, que propiciaste todo lo vivido.
A ti, Noa, que nos has demostrado
que se puede hacer de otra forma.
Os quiero. Sois el motor de mis ideas, mis días
y la magia que me envuelve.

Índice

Introducción

La salud mental de una persona nunca será tan frágil como el primer año después de dar a luz.

- Más de la mitad de las mujeres (el 57,4 por ciento) que experimentan síntomas de depresión a los nueve o diez meses de posparto no los tenían a los dos o seis meses.[1]
- La depresión posparto afecta a una de cada seis madres en el mundo, es decir, a un 17,22 por ciento.[2]
- En el Reino Unido, el suicidio es la causa más frecuente de muerte materna entre las seis semanas y el año tras el parto; la salud mental explica más de un tercio de esas muertes tardías.[3]

Los mecanismos de tortura más antiguos son muy parecidos a la realidad que viven muchas madres recién paridas:

1. Fuente: Robbins, C. L., *et al.* (2023).
2. Fuente: Wang, Z., *et al.* (2021).
3. Fuente: MBRRACE-UK (2025).

privación del sueño, aislamiento social y cambios en la dieta.

Los estudios longitudinales de **sueño materno** muestran que en las primeras dieciséis semanas las madres pueden sumar unas siete horas de sueño nocturno, pero se pasan casi dos horas desveladas debido a los microdespertares. Esta fragmentación del sueño puede durar semanas e incluso meses, ya que en el primer año de vida del bebé hay distintas fases de regresión del sueño y etapas de crecimiento que afectan al buen descanso del peque y, por consecuencia, al del adulto que lo cuida. El resultado es un perfil similar al de los trastornos por sueño fragmentado: más fatiga diurna, menos capacidad de atención y peor regulación emocional. No es simple cansancio, sino neurocognición bajo estrés.

Muchas mujeres describimos el posparto como **soledad en compañía.** El mundo gira alrededor del bebé, pero nosotras sentimos que desaparecemos. Es complicado mantener una conversación, sumarse a los planes que antes frecuentabas o simplemente disfrutar de una comida. Además, es una época en la necesitamos aprender muchas habilidades —cambiar pañales, plegar el carro, ponernos el sistema de porteo o dar el pecho—, y toda esta carga de información y nuevos aprendizajes junto con la falta de sueño propician en ocasiones la dificultad de socializar. La evidencia cualitativa y algunas revisiones recientes conectan la soledad y el aislamiento con un mayor riesgo de depresión perinatal.

El posparto es un **maratón metabólico**. En nuestra mente se repite la falacia de que debemos recuperar el cuerpo que teníamos antes del embarazo, necesitamos producir leche (si la hay) y a su vez sostener el día a día y dormir de forma interrumpida. Comer es necesario para nuestra supervivencia, pero en ocasiones se convierte en un verdadero reto. Planificar comidas, cocinar, lavar los platos y cuidar de un bebé al mismo tiempo puede llegar a ser demasiado. Y por ello muchas madres cambian su dieta. No por convicción ni deseo, sino porque no consiguen comer lo que les gustaría.

Este cóctel va acompañado de una presión social de expectativas y deseos arrolladora. No todas las madres viven lo mismo, por supuesto, pero hay patrones frecuentes. Según C. L. Dennis (2017), prevalece la irritabilidad, la hipersensibilidad y la sensación de «cerebro nublado». Eso provoca que tomar decisiones sencillas resulte complicado y, por lo tanto, decidir qué comer, a quién ver o cuándo salir se convierte en un reto. A su vez, como el cerebro «no va» como solía muchas veces sentimos culpa por no llegar a todo.

El mismo estudio determinó que más de un 15 por ciento de las madres viven con ansiedad (miedos, inquietudes y tensión corporal), y su prevalencia puede llegar a convivir con la depresión posparto (que se calcula que la viven entre el 15 y el 18 por ciento de las mujeres).

Con este mensaje no deseo alarmarte ni infundir terror, pues no soy fan de la cultura del miedo. Pero sí quiero poner sobre la mesa aquello que me preocupa, ser crítica con lo que me rodea y, sobre todo, valorar cada gota de esfuerzo que se derrama.

Tener un hijo es increíble. Yo tengo dos y (hoy día) soy muy feliz, pero el posparto no es sencillo. Crear dentro de una misma una vida que luego cruza la piel y volver al estado anterior no es fácil lo mires como lo mires.

Quiero recordarte que las hormonas no son, ni mucho menos, una tara en nuestro sistema, sino todo lo contrario. Una mujer está diseñada para tener hijos, pero la sociedad que hemos construido hasta el momento ignora estas necesidades.

Nada de lo que acabo de describir define a una madre, más bien habla del contexto y la carga que ello impone. La diferencia la marca el apoyo empático y el reparto real de lo invisible.

Este libro es para ti, que quieres formar parte del cambio y acompañar este proceso. No estás aquí para «arreglar» a nadie, sino para **sostener**.

El libro no libro

Si tienes este libro entre tus manos quizá sea:

A. Porque **tu pareja** está embarazada.
B. Porque ya **estás viviendo** el posparto.
C. Porque quieres **documentarte** sobre el posparto.

Aquí encontrarás una guía rápida de lo que molaría que supieses sobre cómo acompañar el posparto. La originalidad de este ensayo estriba en que no está orientado a las mamás, que ya cuentan con numerosos libros de ayuda. Este manual es para ti, la persona que está a su lado, para que empieces a ver a mamá con una mirada de respeto y conciencia sin tener la sensación de que la cagas todo el rato.

Bienvenido a la guía sobre cómo acompañar el posparto. Te recomiendo que anotes, marques y subrayes todo aquello que te parezca relevante. No te cortes, completa la información, interactúa con el libro y hazlo tuyo.

¡Cada posparto es único y tu guía debe serlo también!

I

ENCUENTRA A MAMÁ

Hay tantas madres como mujeres existen en el mundo, y cada una vive la maternidad desde su historia, su cuerpo, sus creencias y su manera de sentir. El eneagrama es una propuesta de autoconocimiento que, desarrollada y difundida a lo largo del siglo XX (inspirada en las enseñanzas de Gurdjieff y consolidada por varias escuelas modernas), identifica nueve patrones básicos de personalidad con motivaciones profundas, miedos centrales y estilos de afrontamiento distintos.

Esta mirada no pretende encasillar, sino ofrecer un mapa para comprender por qué cada mujer puede vivir el posparto de forma diferente y qué tipo de apoyo la alivia más. Algunas se sentirán culpables por no alcanzar ese ideal de perfección, otras necesitarán más control o validación y, en ciertos casos, temerán no ser suficientes. Entender desde dónde reacciona mamá nos ayuda a acompañarla con más compasión y menos juicio.

Es importante que sepas cómo usar los eneagramas para no crear conflictos. Antes de empezar:

- Observa, no diagnostiques. Úsalo como hipótesis amable, no como etiqueta fija.
- Pregunta con cariño. «¿Esto te encaja?». Eso vale más que acertar el número.
- Acompaña la necesidad, no el rasgo. Recuerda que el objetivo es aliviar.
- Evita el «siempre/nunca». Las personas cambian, y el posparto también.
- Cuando dudes, valida. «Lo que sientes tiene sentido. Estoy aquí».

Tipos de maternidad

Dicho esto, vamos allá. A continuación, veremos los tipos de maternidad según el eneagrama. Si quieres saber más sobre el tema, te invito a leer *Encantado de conocerme*, de Borja Vilaseca.

En cada caso, te daré una descripción de cada tipo de madre y unas indicaciones para que sepas cómo ayudar a esa nueva mamá.

1. La reformadora (o la perfeccionista)

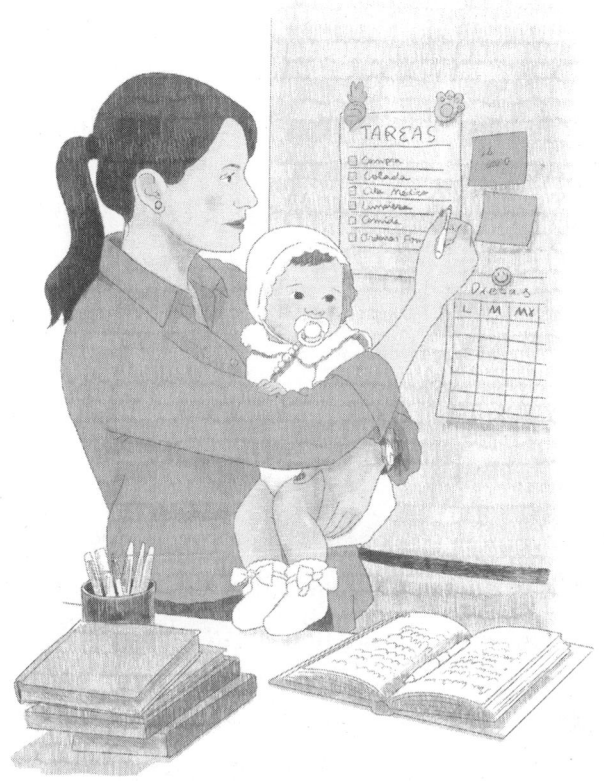

- **Características:** Se exige muchísimo y necesita hacer las cosas bien. Puede tener una idea rígida de lo que debería estar haciendo como madre. En consecuencia, le cuesta delegar o relajarse.
- **Cómo puedes ayudarla:** Valida su esfuerzo y ayúdala a soltar el control con amor. No le digas «relájate» sin ofrecerle una forma real de hacerlo. Evita expresiones como «No seas tan exagerada» o «No pasa nada».

2. La ayudadora (o la que cuida de todos)

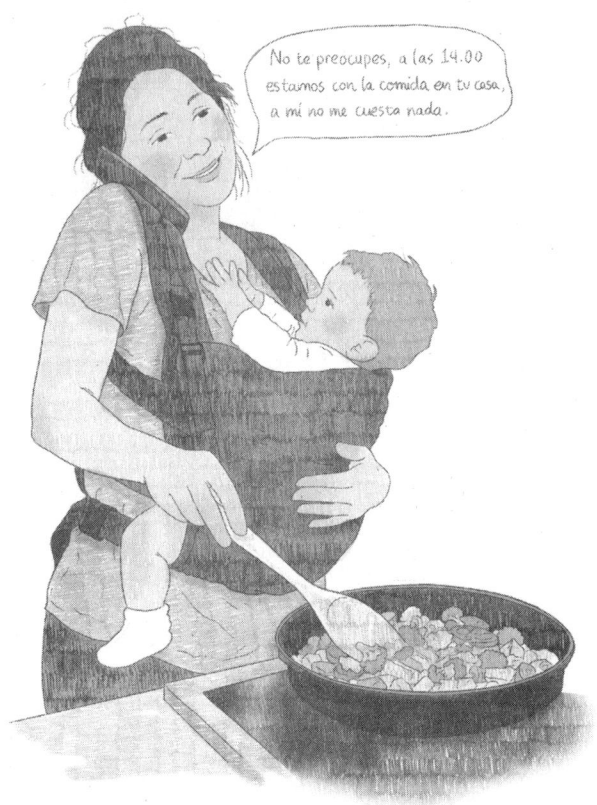

- **Características:** Antepone las necesidades de los demás a las suyas. Puede olvidarse de comer, de descansar o de pedir ayuda.
- **Cómo puedes ayudarla:** Recuérdale que ella también merece cuidado. Ofrece ayuda sin esperar a que la pida. Pregúntale «¿Qué necesitas tú hoy?». Evita decir «Si necesitas algo, avísame», porque nunca lo hará.

3. La triunfadora (o la eficiente)

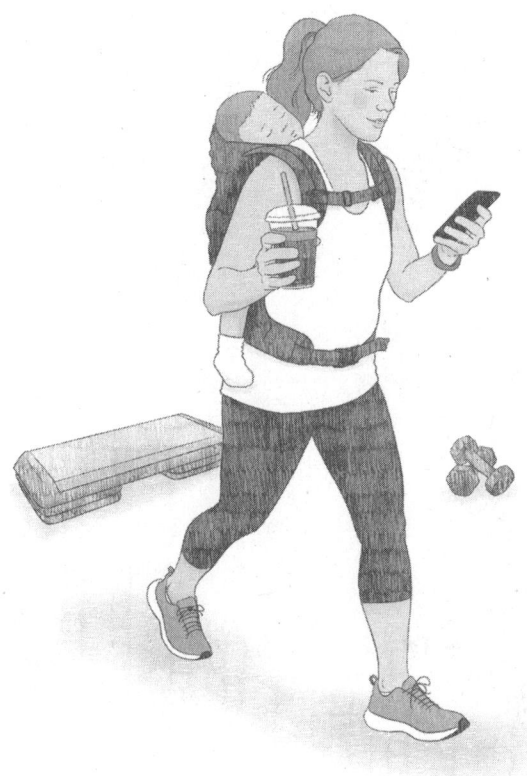

- **Características:** Necesita sentirse útil, valiosa y reconocida. Puede frustrarse si no «avanza» o si todo parece sumido en el caos.
- **Cómo puedes ayudarla:** Celebra sus pequeños logros. Ayúdala a aceptar que no hacer nada también es hacer algo. Recuérdale que no tiene nada que demostrar. Evita expresiones como «No es tan difícil» u «Otras madres hacen más».

4. La individualista (o la emocionalmente intensa)

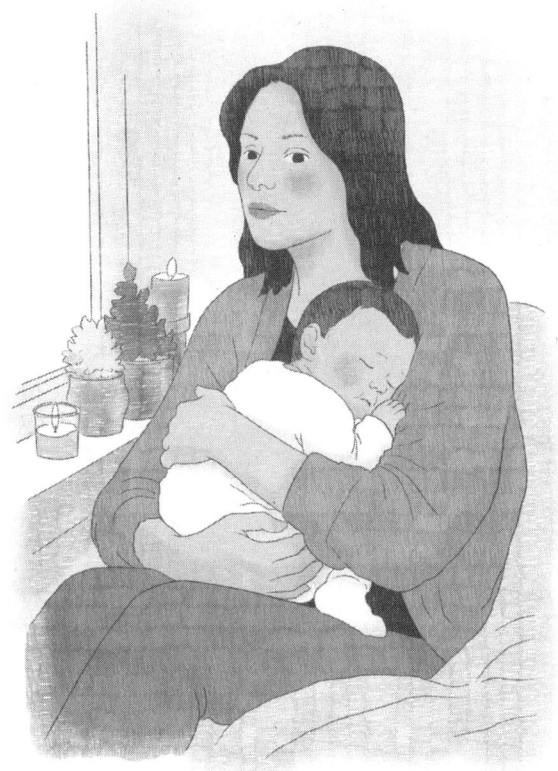

- **Características:** Lo vive todo con mucha intensidad emocional. Puede llegar a sentirse incomprendida, experimenta altibajos emocionales y necesita expresarse.
- **Cómo puedes ayudarla:** Escúchala sin interrumpir ni minimizar sus sentimientos. Déjale espacio para sentir y refuerza tu apoyo con declaraciones como «Estoy aquí. No necesitas estar bien para que te acompañe». Evita frases del tipo «Estás muy sensible» o «Ya se te pasará».

5. La investigadora (o la que lo piensa todo)

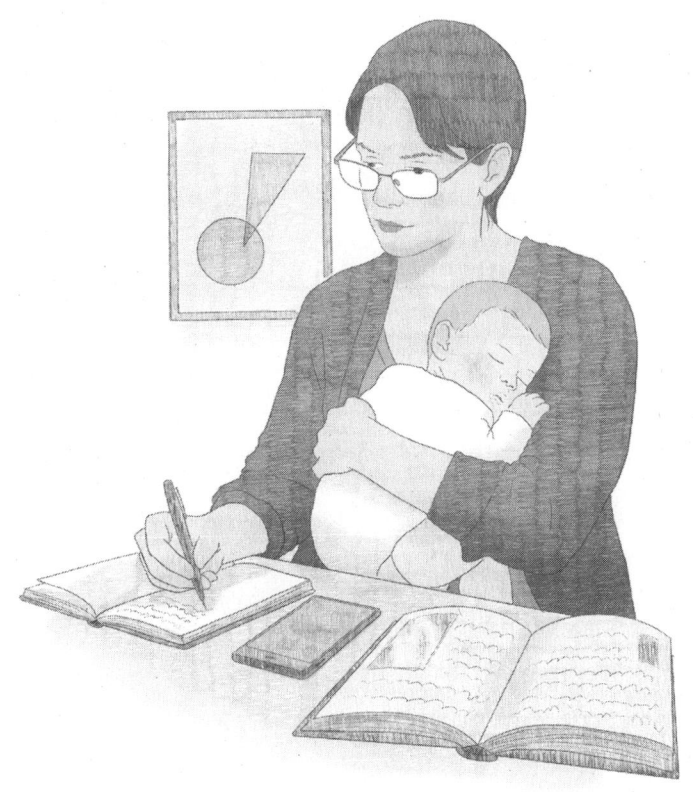

- **Características:** Por un lado, precisa entender antes de actuar y puede parecer distante emocionalmente. Y, por otro, le cuesta expresar lo que necesita.
- **Cómo puedes ayudarla:** Respeta sus silencios y ayúdala a expresar lo que piensa. No la obligues a hablar si no quiere y evita decir «Pero ¿no te emociona ser madre?».

6. La leal (o la que busca seguridad)

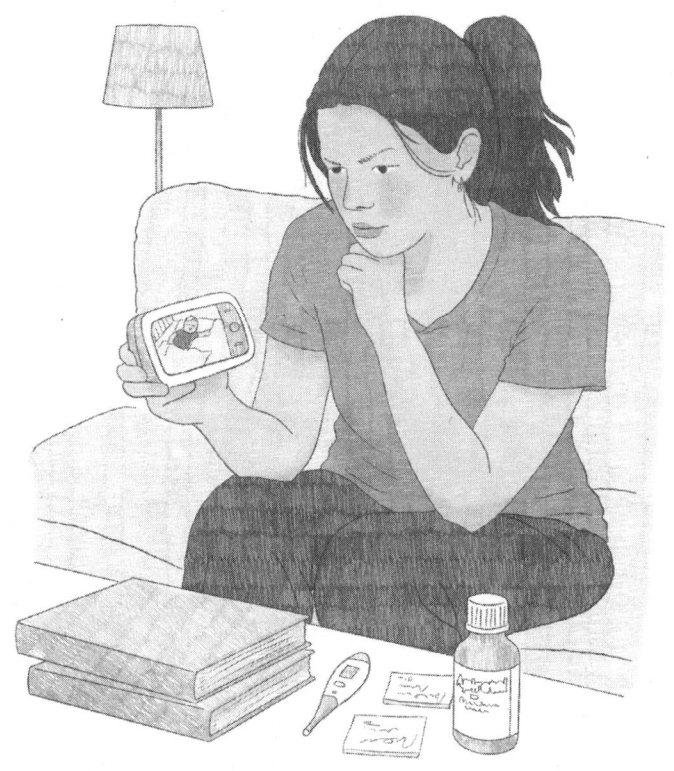

- **Características:** Requiere certezas y estructuras y se angustia con lo nuevo.
- **Cómo puedes ayudarla:** Crea rutinas y previsibilidad y refuerza su confianza. Sé coherente y cumple tus promesas. Evita decir «No te rayes» o «No es para tanto».

7. La entusiasta (o la que necesita libertad)

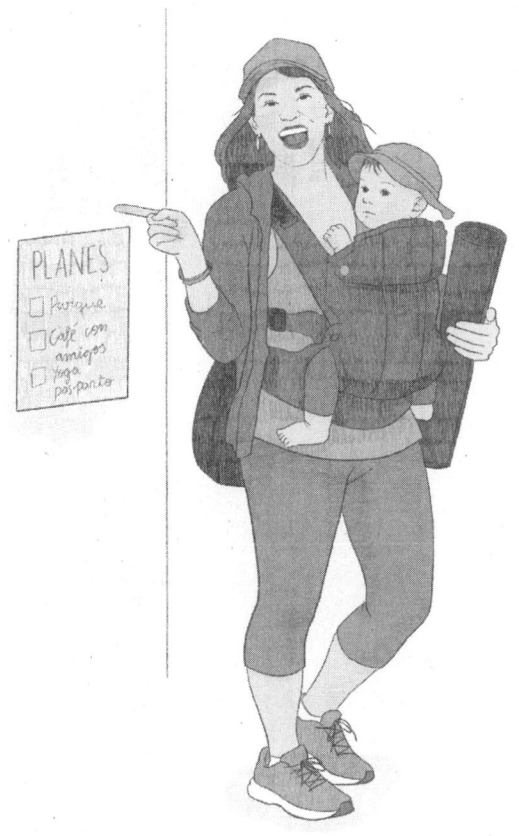

- **Características:** Le cuesta quedarse quieta y puede sentirse atrapada en la rutina del posparto.
- **Cómo puedes ayudarla:** Dale espacio, pues requiere momentos de respiro. No la obligues a estar feliz siempre y proponle planes simples. Evita expresiones como «Tú que siempre estás feliz, no entiendo por qué lloras».

8. La desafiadora (o la fuerte)

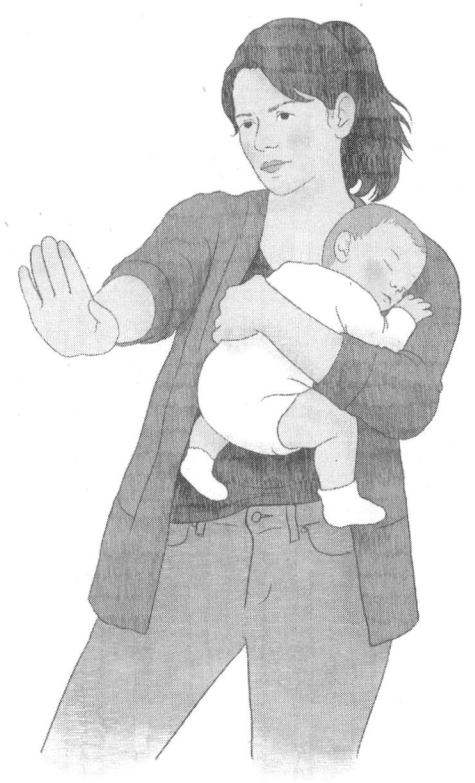

Características: Parece tenerlo todo bajo control y le cuesta dejarse cuidar.

Cómo puedes ayudarla: Pregúntale cómo está de verdad. Recuérdale que no tiene que sostenerlo todo sola y ofrécele apoyo sin invadir. Evita decir «Tú puedes con todo».

9. La pacificadora (o la que evita el conflicto)

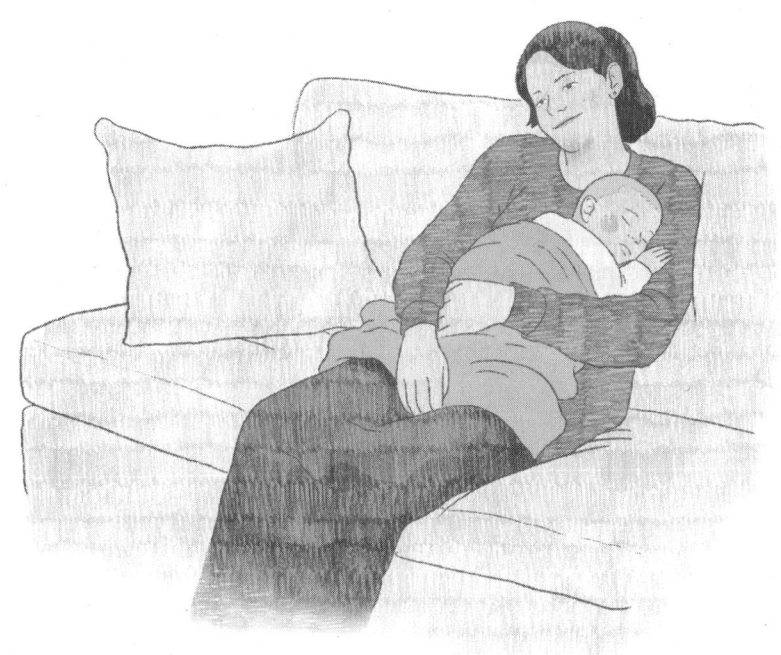

Características: Le cuesta poner límites o negarse. Suele decir que todo está bien cuando no es así.

Cómo puedes ayudarla: Crea espacios seguros para que pueda abrirse. Pregunta dos veces: «¿Te encuentras bien o estás aguantando?». Ayúdala a priorizarse sin culpa y evita frases como «Si no dices nada, es que estás bien».

¿Y ahora qué hago?

Si has reconocido la nueva mamá en algún eneatipo, perfecto; y, si no, también. Esto no va de colgar etiquetas, sino de recordar que no hay una sola manera de acompañar y que cada madre necesita algo distinto.

Tu tarea es observar, escuchar y aprender. Y cuando no sepas qué hacer, pregunta con cariño; así es como, de verdad, se encuentra a mamá.

Es habitual que aparezcan rasgos de varios eneatipos a la vez; somos más que un número y el posparto cambia de un día a otro.

Si tienes claro con qué estilo resuena la mamá a la que acompañas, mejor, pues desde ahí podremos adaptar las frases, los límites y los apoyos de este libro a su manera de vivir el posparto. Si quieres tener a mano las mejores respuestas para cada tipo de madre, te invito a consultar la tabla del anexo 1 sobre eneagramas de la página 203.

La barca

Siempre he imaginado mi relación con Miguel (mi pareja) como si de una barca se tratara. En los primeros meses de pasión y amor incontrolables, la barca viaja sola por el río y casi sin impulso sondea los parajes más inhóspitos.

A medida que avanzan los meses y los años, hay épocas de todo. A veces, él rema por los dos y otras lo hago yo. En ocasiones, los dos impulsamos el navío con energía y alegría y resulta fácil, y otras parece que nadie tiene fuerzas para que la barca siga su camino.

¿De qué manera puede servirme esta imagen para acompañar mejor? En primer lugar, debemos establecer qué tipo de acompañante eres:

—Soy la pareja (sigue leyendo, encontrarás la información en el próximo apartado).

—Soy otra persona (si quieres, ve directo a la página 36, donde encontrarás la continuación del capítulo).

Soy la pareja

¡Comencemos! Te estás imaginando la barca, ¿no? Me gustaría que pensaras en aquellos momentos en los que la relación ha fluido prácticamente sola. Algunas parejas encuentran este equilibrio viajando, trabajando o compartiendo tiempo (es algo muy personal). Si te sirve, nosotros casi siempre lo encontramos comiendo. Nos encanta ir a un buen restaurante y compartir en una mesa comida y buena conversación, solo de pensarlo me hace feliz.

Ahora toca analizar aquellas ocasiones en que no ha fluido nada. Épocas en las que parecía que, si el plan no incluía amigos, no molaba, que salir de casa era imprescindible y que las conversaciones estaban vacías. Nosotros nos dimos cuenta de que una vez al año pasábamos por una de estas épocas en la relación y siempre coincidía con demasiada presión laboral, cansancio acumulado, muchas obligaciones sociales y, por ende, dejar de lado a la pareja. O, mejor dicho, remar menos.

Nuestra solución para casi todo siempre ha sido el diálogo, sentarnos frente a frente y hablar, discutir, explotar de rabia o llorar de pena. Pero juntos a bordo de la barca.

Sin embargo, la llegada del bebé lo cambió todo. Yo dejé de remar. Mis brazos soltaron los remos para sujetar a Emma, nuestra hija. Mis ojos solo la veían a ella. Mi energía, mi diálogo, mi paciencia, mi esencia..., todo se lo quedó Emma. Y cuando Miguel también dejó de remar, la relación se perdió. Él no entendía qué pasaba y yo no sabía ni dónde estaba. Fue una de las épocas más dolorosas del posparto, en la que llegamos a pensar que nos habíamos equivocado. Nos convertimos en compañeros de piso, la barca ya no se mecía y había dejado de tener sentido estar ahí.

Pero había amor y algo más fuerte que la barca, los remos y todo el agotamiento que conllevaba: un proyecto de familia al que ninguno quería renunciar. Así pues, empezamos a asistir a terapia de pareja porque aún teníamos ganas de empujar esa barca y seguir en ella. Por Emma, por Miguel y por mí.

Los dos coincidimos en que no estábamos bien, no obstante, todavía estábamos dispuestos a luchar por lo que un día sembramos. La terapia es una herramienta maravillosa cuando aún hay ganas de pelear por algo. Mi temor era que fuese demasiado tarde, que no tuviéramos ganas de seguir. El miedo de Miguel era perder el tiempo con algún hippy que solo nos dijera tonterías. Lejos de lo que él se imaginaba, encontramos a Irene y ¡cuánto le debemos! Gracias a ella nos sentamos y hablamos de todo: de lo agotados que estábamos, de lo perdida que me sentía, de lo desconectado que estaba él de todo, de la falta de salir con amigos, de lo cansado que resultaba discutir siempre por lo mismo...

Y entonces Miguel cambió y nos colocó a cada uno en nuestro lugar. Empezó a remar por los tres: por él, por Emma y por mí. Ese era su papel: remar y sostener.

Yo cuidaba a Emma y él nos cuidaba a las dos.

Cuando entendimos que la labor de Miguel era remar, nuestro concepto de familia y equipo mejoró día a día. Dejamos de intentar repartir las mismas tareas, de pensar en quién hace qué, de mirarnos como el enemigo y comenzamos a trabajar como un equipo. Y así, todo cambió y nos quisimos más y mejor. Crecimos tanto que ahora somos cuatro porque llegó Noa.

Definamos el concepto de remar con una lista, porque poca gente vive en una barca:

- Proteger a mamá y al bebé de comentarios y actitudes dañinas.
- Sostener y acompañar a mamá en todo aquello que el posparto conlleva.
- Poner límites a todas aquellas personas o instituciones que no cumplan vuestros principios o valores familiares.
- Detectar signos de agotamiento físico o emocional de mamá.

- Ocuparse de la casa sin esperar una palmadita en la espalda.
- Aprender lo básico sobre lactancia y sueño.
- Validar sin minimizar.
- Recordar que mamá también es una persona individual, no solo madre.
- Estar presente emocional y físicamente.

Recuerda: no necesitas ser perfecto, sino estar presente.

El amor no se demuestra solo con palabras, también con cada remo que sujetas cuando ella no puede. Si deseas profundizar en tu papel ahora que tu pareja es mamá, te invito a consultar el anexo 2 que encontrarás en la página 203.

Soy otra persona

Si no eres la pareja, pero estás leyendo este libro, gracias. Qué suerte y qué bonito tener a personas cerca que quieran formar parte de esta aventura con criterio y sensibilidad. Estás dispuesto a acompañar. Y eso ya es mucho. Pero ahora hagamos un pequeño ejercicio que te ayude a entender dónde estás tú, dónde está la familia y cómo encajar sin invadir ni desaparecer.

Imagina que ya ha nacido el bebé y que tú estás allí, con la familia. ¿Qué esperabas de ese momento? ¿Qué soñabas que pasaría? Completa estas frases mentalmente o en un cuaderno:

- Me imaginaba que estaría...
- Pensaba que me necesitarían para...
- Soñaba con que me pedirían...
- Tenía muchas ganas de...
- Me veía haciendo...
- Quería sentirme...

Ahora, cambia de silla. Ya no eres tú, sino esa familia que acaba de nacer. Ponte en el lugar de mamá, papá/mamá, el bebé... No sabes ni qué día es ni si has comido. Estás feliz, abrumado, vulnerable, hormonal, roto, eufórico. Todo junto. Si esta familia pudiera hablarte ahora mismo, ¿qué te diría?

- Necesitamos espacio.
- No sabemos lo que necesitamos.
- No queremos consejos.
- No tenemos fuerzas para recibir visitas largas.
- Queremos ayuda, pero sin tener que explicar por qué.
- Deseamos sentirnos protegidos, no evaluados.

Albergar expectativas y deseos es humano y válido, pero tenemos que estar abiertos a la opción de que estas expectativas no sean compartidas. Puede que te imagines de una forma y la familia, de otra. Tal vez antes de nacer el bebé hablarais de cómo sería todo y que después esto cambie (porque hablabais sin saber). Puede que todo sea distinto a como lo imaginaste... ¡o no! La pregunta que te tienes que hacer es ¿quiero cumplir un deseo o acompañar de verdad? Acompañar es estar donde la familia te necesita, no donde tú imaginabas estar. A veces será en primera fila; otras, en la sombra. En ocasiones, con un plato caliente; otras, marchándote sin ofenderte.

Detente y pregúntate:

- ¿Estoy acompañando... o invadiendo sin querer?
- ¿Espero reconocimiento u ofrecer alivio?
- ¿Hablo más de lo que escucho?
- ¿Ayudo o corrijo?
- ¿Respeto los ritmos o los fuerzo?
- ¿Doy porque quieren o porque yo quiero dar?
- ¿Me molestaría si no me agradecen nada?

El verdadero regalo no es estar donde sueñas, sino donde de verdad resultas útil.

II

LA TEORÍA DEL DÍA CERO

¿Cuándo dirías que te conviertes en padre o madre?

- El día que nace el bebé.
- El día en que mamá se queda embarazada.
- Cuando el embarazo pasa de la semana ___.
- El día que llegamos a casa con el bebé.
- _____.

La sensación de convertirse en padre o madre no es, ni mucho menos, un fenómeno que podamos comenzar a notar un día determinado. Es algo imperceptible que va ocupando un espacio en ti hasta que llega para quedarse.

A veces empieza antes del parto. Muchas decisiones, miedos y cambios arrancan en el «día cero», cuando se decide (o se descubre) que puede llegar un bebé. Veamos por qué:

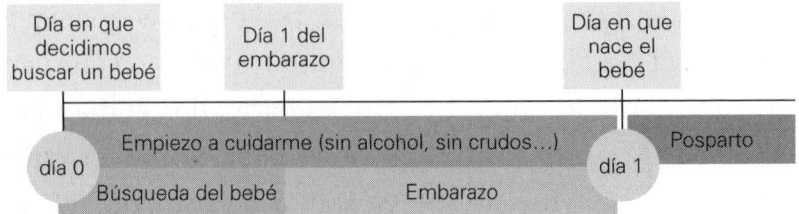

Desde el primer minuto en el que una familia decide buscar un bebé, algo cambia en la percepción del mundo de la madre. Para empezar, se modifican los **hábitos**. Si busco quedarme embarazada dejaré de beber alcohol, de comer pescado crudo, y puede que detenga el consumo de alguna medicación contraindicada o incluso hábitos como el tabaco. El cuidado preconcepcional empieza, muchas veces, con la ingesta de ácido fólico (se recomiendan cuatrocientos microgramos al menos un mes antes de la concepción y durante el embarazo para reducir defectos del tubo neural) y pequeños cambios de hábitos casi imperceptibles. Además, por la calle solo vemos embarazadas, niños y cochecitos. ¿Por qué? Porque tenemos el **foco** puesto en la concepción y la ilusión de la llegada del peque. Todo esto va acompañado de **expectativas** durante todo el proceso. Siempre nos dicen que jamás acaba siendo lo que imaginamos, pero es complicado no fantasear con tu bebé en tus brazos.

Por tanto, el día cero es ese en el que empiezo a cuidarme, a mirarme como madre, a imaginarme con un bebé o fantasear siendo tres (o cuatro o tantos como se amplíe la familia).

Sin embargo, la gran mayoría de personas que rodean a una embarazada empiezan a contar desde el día en que ven al bebé. El día de su nacimiento es para ellos el día uno. Pero todo lo que pasa hasta que este llega es un mero trámite que la embarazada vive en solitario y esto, querido/a, también se puede y se debe acompañar. Porque cómo una mamá vive estos más de nueve meses repercute en cómo vivirá el posparto. Así que en este capítulo nos centraremos en todo lo que podemos hacer para acompañarla hasta el día uno. Para ello, visibilicemos lo que pasa desde el día cero.

El cuerpo de mamá cambia y mucho. Las mujeres tenemos un organismo tan increíble que es capaz de crear vida. Y menuda pasada que esto lo hagamos de forma innata. Sin embargo, tenemos que saber que tiene un precio, hay que poner el cuerpo y el alma en ello (y nunca mejor dicho).

Físicamente es una locura la cantidad de cambios que se experimentan, pero la mente no se queda atrás. Para que lo comprendas mejor, te he hecho un breve resumen de lo que nos pasa por dentro, pero ya te adelanto que ni nosotras mismas somos conscientes de todo lo que ocurre en nuestro interior.

Durante el embarazo

Para empezar, tenemos que pensar que donde antes había una persona y sus órganos, ahora hay dos personas y sus órganos. El cuerpo de mamá está haciendo un superesfuerzo dejando espacio al bebé, a la placenta y al líquido amniótico. ¿Eso qué significa? Que por mucho que la barriga crezca, ahí no caben todos. Veamos en qué afecta el bebé a esto.

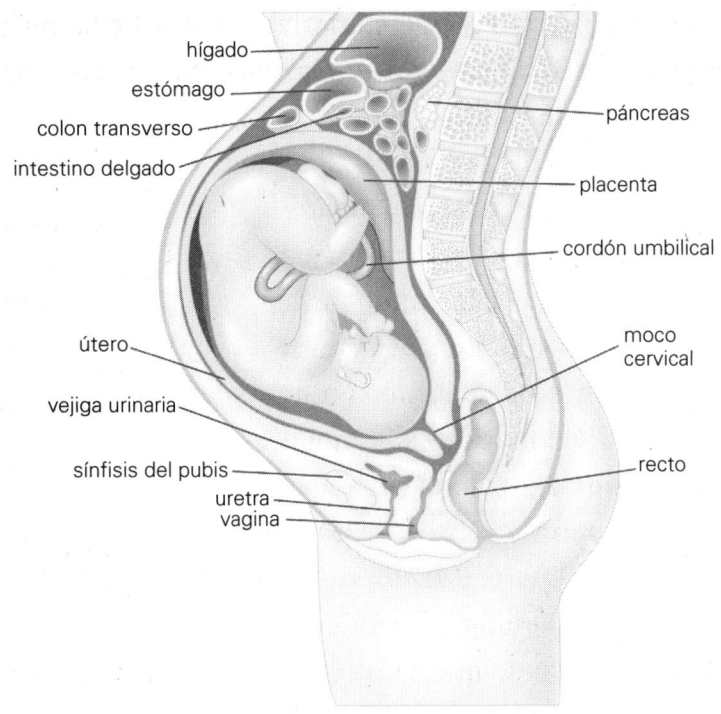

Si te fijas en el dibujo, todo queda comprimido para dejar espacio al bebé.

- ¿La vejiga? Inexistente, por eso las embarazadas vamos tantas veces al baño.
- El hígado está aplastado por el diafragma y el estómago.

- El estómago no puede ni respirar y por eso es muy común sufrir pirosis o acidez gástrica, lo que comúnmente se conoce como ardor, y que no es más que la consecuencia del ácido gástrico al subir al esófago.

Y a todo esto hay que sumarle que el bebé se mueve, pesa y añade un órgano nuevo: la placenta, y todo el líquido amniótico. Eso deriva en:

- Desviación de la columna: a medida que el vientre crece esta se curva para compensar el contrapeso. En consecuencia, es posible que mamá tenga dolor de espalda durante y después del embarazo.

> **Dato curioso:** las areolas se oscurecen para que el bebé las encuentre con mayor facilidad.

- Hinchazón: hacia el tercer trimestre es común sentir que se «va a explotar» por la cantidad de líquidos retenidos, de sangre de más que el cuerpo ha generado y el sobrepeso que carga el abdomen. Algo que alivia mucho a mamá son los masajes en las piernas, los pies y la espalda, ya sean hechos por el acompañante o los profesionales.
- Estrías: por mucho que hidratemos la piel con la mejor crema o aceite, pueden aparecer estrías casi en cualquier parte del cuerpo. La piel es un órgano y se estira todo lo que puede para darle espacio al bebé y a todo lo que este conlleva.

Otros cambios físicos:

- Las mamas: los pechos se preparan para alimentar al bebé, las areolas (la piel que rodea el pezón) se oscurecen y es posible que los pechos estén altamente sensibles y que el simple roce de la camiseta resulte doloroso.
- La llamada línea alba o nigra: es el pelo o la línea que marca el camino desde el bajo vientre hasta los pechos, para que el bebé encuentre el camino hasta ellos.
- Las nuevas dosis de hormonas pueden producir muchos cambios: desde otro olor corporal, pérdida o crecimiento de cabello o vello, hasta la aparición de manchas o rojeces en la piel.

Pero, como decíamos, no solo cambia el cuerpo, el cerebro también experimenta cambios que repercuten en el día a día, tanto de una embarazada como de una madre que acaba de parir. El cerebro es tan asombroso que algunas zonas se hacen más pequeñas para ser más precisas, como si este órgano se preparase para ejercer el rol de cuidador. En este sentido, algunos estudios afirman que se produce una reducción de la materia gris en las redes de cognición social (Hoekzema, 2017). Además de la estructura, se modifica la conectividad. De este modo, durante y después del embarazo se observan alteraciones, en especial en la red neuronal por defecto, implicada en autorreferencia, la mentalización y la capacidad de «leer» a los otros. En las primeras semanas de posparto, ver la cara u oír el llanto del bebé activan con mayor intensidad regiones como la amígdala, la ínsula, el estriado y la corteza prefrontal (vínculo, motivación y empatía). La evidencia indica cambios modestos (no dramáticos) en la memoria verbal, la atención y algunas funciones ejecutivas, más marcados en el tercer trimestre, con variabilidad entre personas.

En este periodo lo que ayuda es el descanso y la comida real. A las madres nos aliviará mucho que sostengas nuestra carga mental, pero de esto hablaremos más en profundidad en el cuarto capítulo, dedicado a la logística familiar.

Nace el bebé

Por fin nace el bebé. La tendencia social es prepararse mucho para el día del parto, pero cuando lo vives, te das cuenta de que este dura un ratito comparado con todo lo que conlleva el embarazo y el posparto.

Dicho esto, nuestra vivencia del embarazo y del parto serán determinantes en nuestro estado durante posparto. El cuerpo de la madre está haciendo un sobreesfuerzo para traer al peque al mundo y lleva mucho tiempo cargando con la tarea física y gran parte de la mental. Hay dos formas de que el bebé llegue al mundo:

Parto vaginal

Después del parto vaginal, si tanto la mamá como el bebé están bien, lo ideal es inicial el piel con piel de inmediato y sin interrupción, al menos la primera hora. Esto ayuda a iniciar la lactancia cuanto antes, mejora el agarre, aumenta la probabilidad de lactancia exclusiva y reduce el llanto del recién nacido. Si no puede ser justo tras el parto (por ejemplo, debido a cuidados médicos), se recomienda empezar tan pronto como sea posible.

La madre estará agotada porque parir no es tarea fácil. Tienes que saber que se equipara a correr un maratón. El agotamiento junto con la adrenalina no son una buena combinación y si encima le sumas la oxitocina (hormona imprescindible parar dar a luz) y que tenemos a nuestro hijo en el mundo, imagínate el cóctel. Tras mis dos partos no he sido capaz de dormir en toda la noche del subidón (para que te hagas una idea), aunque estaba agotada.

Y, a su vez, he tenido más agujetas que en toda mi vida, incluso en zonas del cuerpo que no sabía que existían. Dicho esto, centrémonos en los cuidados de una madre que acaba de dar a luz.

Episiotomía, desgarros y puntos

- Los desgarros se clasifican del primer al cuarto grado. Los de primer o segundo grado suelen curarse en semanas; los más profundos requieren una reparación cuidadosa y seguimiento.

- Si hubo episiotomía, es habitual que se mantenga el dolor dos o tres semanas y que los puntos molesten mientras cicatrizan. Estos se absorben solos en pocas semanas (a menudo durante el primer mes).

- Alivio del dolor y autocuidados (las primeras veinticuatro y setenta y dos horas):

  - La aplicación de hielo local de unos diez a veinte minutos (con paño) reduce la inflamación y el dolor.

  - Consumo de analgésicos habituales (paracetamol o ibuprofeno) si están indicados por un profesional o calmantes naturales.

  - El agua tibia con botella perineal al orinar y los baños de asiento pueden aliviar.

  - Vigilar signos de alarma: fiebre, mal olor, dolor que empeora, sangrado excesivo o herida que se abre. En estos casos hay que consultar.

> **Tip:** si hay puntos y le cuesta mucho sentarse en una silla, compra un flotador infantil de playa (el más feo que encuentres). Así podrá sentarse sin problema.

¿Y si no hay puntos?

Aunque no haya sutura, la zona puede doler y permanecer irritada unos días. Algunos mimos básicos (hielo, higiene suave, descanso) y evitar esfuerzos ayudan a una recuperación más cómoda.

Cómo acompañar en tres gestos útiles:

1. Protege el entorno: luz baja, pocas visitas y silencio.
2. Logística invisible: agua/caldos caseros, analgésicos cada ciertas horas, ropa interior y compresas listas.
3. Valida sin corregir: «Eres una madre increíble. ¿Qué necesitas ahora mismo?».

Cesárea

Una cesárea, en términos generales, porque yo no soy médico, es una cirugía mayor abdominal. Se realiza una incisión en la piel, se abre la fascia que recubre los músculos —aquellos rectos se separan, no se cortan—, se rasga el peritoneo y después el útero para que el bebé nazca. Por eso duele, limita la movilidad y requiere una recuperación más lenta que un parto vaginal.

Dolor y recuperación atípicos:

- Lo habitual es dolor e incomodidad intensos los primeros días, que mejora en semanas. La recuperación funcional suele llevar unas seis semanas. Mantener analgesia pautada en casa resulta clave.
- Analgésicos como el paracetamol o el ibuprofeno suelen ser compatibles con la lactancia, pero debe evitar-

se la codeína si se da el pecho. La madre debe seguir siempre las indicaciones de su equipo de salud.

Movimiento y cuidados de la herida:

- Levantarse y caminar (cuando esté indicado) reduce el riesgo de formación de coágulos y favorece el tránsito intestinal.
- Cuidar la herida (limpia y seca, observar posible enrojecimiento, secreción o fiebre).
- Evitar cargas pesadas y esfuerzos intensos en las primeras semanas; es necesario ofrecer ayuda para las tareas de casa. Veremos esto con mayor detenimiento en el cuarto capítulo, sobre la logística familiar.

Al igual que en un parto vaginal, siempre que el estado clínico lo permita, se recomienda el piel con piel inmediato (en quirófano o reanimación) y el inicio precoz de la lactancia. Si no puede ser al instante, en cuanto sea posible.

Una cesárea puede vivirse con alivio... o como un duelo si no es lo esperado. Acompañar es validar («No hiciste nada mal»), proteger su descanso y quitarle carga mental para que pueda recuperarse.

Cómo acompañar en tres gestos útiles:

1. **Anticipa el dolor:** Medicación cada ciertas horas o ayuda para incorporarse. Ten a mano los contactos de la matrona o la asesora y vigila los signos de alar-

ma (fiebre, mal olor, aumento progresivo del enrojecimiento, dolor que empeora o sangrado anómalo).

2. **Facilita la movilidad y la vida diaria:** Ayúdala a incorporarse de lado (técnica «rodar y empujar») y a subir y bajar de la cama sin forzar el abdomen. Deja a mano una cesta con agua, los analgésicos pautados, gasas, compresas, el libro que se esté leyendo, móvil y su cargador y snacks. Y asegúrate de que el cambiador y la cuna se encuentran en una superficie alta, a la altura del pecho, para evitar que se agache.

3. **Protege el vínculo:** Facilita el piel con piel y la lactancia en posturas cómodas (tumbada de lado o «balón de rugby» con cojines). Valida el duelo si el parto no tuvo lugar según el plan: «No hiciste nada mal; yo sostengo la logística».

Puerperio

Las primeras seis semanas tras el parto reciben el nombre de puerperio temprano y son el tiempo estimado en el que el útero vuelve a su tamaño. Es una aproximación, puesto que cada cuerpo es distinto y resulta imposible fijar fechas exactas. Eso no significa que la barriga se vaya en seis semanas.

En estas seis semanas se habrá instaurado la lactancia o la toma del biberón. Madre e hijo se habrán empezado a conocer y los puntos (si los hay) estarán cicatrizando o ya cicatrizados.

Los recién nacidos humanos son inusualmente dependientes comparados con otros primates (altricialidad) y llegan al mundo con gran necesidad de contención y contacto. Por eso, organizaciones y expertos hablan del **cuarto trimestre** como un periodo crítico de transición tras el parto, cuando el bebé aún requiere cuidados parecidos a los que recibía en el útero: piel con piel, alimentación frecuente y ambiente tranquilo. La **ACOG** (American College of Obstetricians and Gynecologists) ha incorporado este enfoque en sus guías clínicas, y entidades como **Zero To Three** lo usan para orientar el apoyo a familias. Pediatras como **Harvey Karp** popularizaron la idea clínica de que los tres primeros meses son un «trimestre extrauterino», y desde la antropología evolutiva se explica esta dependencia prolongada como una característica humana que favorece el aprendizaje social. Por ello, durante este tiempo el bebé preferirá a mamá y necesitará contacto físico constante.

¿Cómo recuperar un cuerpo que ya no es el mismo? La «casa del bebé» era el cuerpo de mamá y ahora mamá sigue siendo el sustento del bebé (aunque la alimentación sea de

> **Palabras nuevas:** **Los loquios** son la secreción posparto que se origina en el útero (restos de sangre entre otros que mamá puede desprender). **Los entuertos** son pequeñas contracciones que siente mamá para que el útero vuelva a su lugar. Aparecen con más frecuencia cuando se está dando el pecho, por la segregación de oxitocina.

fórmula). Sus latidos, su olor o su voz son todo lo que el peque conoce. Por ello, personalmente, no me gusta hablar de recuperación física, porque es imposible recuperar algo que ha cambiado por completo.

Cuando gestas vida dentro de ti hay fenómenos que ni la ciencia puede explicar con claridad, y el más grande es crear vida. Uno de muchos que me parecen tan curiosos como increíbles es el **microquimerismo fetal**; esto es la presencia de células fetales en tejidos maternos y células de mamá en los tejidos del bebé.

Es decir, las madres podemos mantener células de nuestros hijos con nosotras un tiempo o toda nuestra vida. Dicho esto, como madre yo me pregunto: ¿cómo voy a recuperar un cuerpo que ya no es el mismo?, ¿que no tiene ni siquiera los tejidos de antes?

El viaje del embarazo lleva el cuerpo al extremo y ahora mamá necesita tiempo para reajustar esta nueva realidad física y mental.

Hay madres que a los dos días están físicamente igual que estaban.

Otras que no consiguen despedirse de la barriga ni de los múltiples kilos adquiridos.

Algunas que se quedan más delgadas que antes.

Y después está la realidad de vuestra casa.

Validar

Cuando llega el día uno estás lleno de emoción y energía; pero mamá se encuentra agotada. Su cuerpo y su vida han cambiado a una velocidad que a veces cuesta reconocer. Puede que no se vea guapa, que un día se sienta fuerte y al siguiente hecha polvo. ¿Y qué haces tú para ayudarla? Validar.

Validar es dar espacio a lo que la otra persona siente. No es convencer, corregir o restarle importancia; es decirle (y demostrarle) que lo que pasa tiene sentido y que estás con ella. A veces basta con un «Te creo» o «Está bien sentirte así»; otras, requerirá escuchar y responder con asertividad.

Validar:

- **Es** escuchar sin prisas, nombrar la emoción, normalizar sin trivializar, preguntar qué ayuda necesita.
- **No es** soltar frases como «No es para tanto», «Otras están peor», «Tienes que disfrutar», «Relájate», «Haz X y listo».

Validar en cuatro pasos	
1. Aporta presencia	Deja el móvil, mira a los ojos, sitúate de frente.
2. Nombra el reflejo	«Suena a miedo/cansancio/dolor...».
3. Normaliza sin minimizar	«Con lo que has vivido es lógico sentirse así».
4. Pregunta y ofrece cosas concretas	«Qué necesitas ahora» o «Prueba a hacer esto».

Frases que ayudan

- «Te creo. Lo que sientes tiene sentido».
- «No tienes que estar bien para que me quede contigo».
- «Dime cómo puedo ayudarte ahora mismo: ¿necesitas agua, silencio o que avise a...?».
- «Yo me ocupo de X; tú descansa».

Frases que NO ayudan (aunque sean bienintencionadas)

- «No es para tanto».
- «Otras pudieron».
- «Deberías estar feliz».
- «Si necesitas algo, dímelo» (traslada la carga mental).
- «Eso es hormonal» (invalida su experiencia).

Validar es darle espacio a lo que siente el otro, en este caso, la mamá. Esto no implica negar ni minimizar ningún sentimiento o vivencia, por muy loco o absurdo que te parezca. Tampoco hay que engañar ni tratar como a un tonto a la persona que te está contando dicha historia. A veces con un simple «Si es importante para ti, yo estoy aquí para escucharte» o «Está bien sentirse así» basta. Otros ejemplos sencillos de validación son un mero «Te entiendo», «Comprendo tu dolor» o «No tiene que ser fácil».

Y aunque validar es mucho más que repetir frases estándar, porque para ello es importante escuchar de forma activa y contestar con asertividad, te dejo algunas situaciones para tomar conciencia de lo que podemos cambiar:

Ejemplo	No validamos	Sí validamos
«Mira qué mancha me ha salido en la cara».	«Pero si eso no es nada».	«Pues sí. Tienes una mancha. Es posible que tú la veas más grande de lo que la vemos los demás. ¿Qué podemos hacer? ¿Quieres que busquemos alguna crema de tratamiento o solar para que no se haga más grande?
«Últimamente no puedo dejar de llorar cuando escucho esta canción».	«Madre mía, menuda tontería».	«¿Qué canción es? / Teniendo en cuenta que tienes las hormonas disparadas es normal que conectes más rápido con las emociones, ya sean de tristeza o alegría».
Quejas en general: «No me puedo poner los zapatos», «Es que todo me queda mal»…	«Puf… Si me quejara yo cada vez que me pasa X».	«Tu cuerpo está cambiando muy rápido. No me puedo imaginar lo frustrante que debe de ser adaptarte a tu nuevo yo. ¿Cómo te ayudo?».
«Me da miedo quedarme sola con el bebé».	«Pues vamos apañados…».	«Entiendo tu preocupación y tus miedos. Aunque yo te veo supercapaz y fuerte, busquemos la forma de que te sientas empoderada para conseguirlo».

Escenarios frecuentes y respuestas útiles

1. «No me reconozco» / «No me gusto».
   - Validación: «Tu cuerpo ha hecho muchísimo en muy poco tiempo; es normal que te sientas rara».

- Acción: «¿Te acerco ropa cómoda y te preparo una ducha larga? Mientras, me quedo con el bebé».

2. «No puedo más» / «Estoy agotada».
   - Validación: «Tiene todo el sentido, pero el descanso no es un lujo, sino salud».
   - Acción: «Cierro la puerta, filtro las llamadas y te protejo de interrupciones para que puedas echarte una siesta de sesenta o noventa minutos».

3. Dudas con la lactancia / dolor:
   - Validación: «Es difícil cuando duele y parece que nada funciona».
   - Acción: «¿Prefieres que llame a la asesora ahora o que te acerque agua y lo intentamos más tarde?».

4. «No quiero visitas».
   - Validación: «Perfecto. Tu bienestar manda».
   - Acción: «Yo aviso a todos de que hoy no quieres ver a nadie. Cuando te vaya bien, reabrimos».

5. Duelo por cesárea / parto distinto al soñado
   - Validación: «Puedes estar agradecida y triste a la vez. No hiciste nada mal».
   - Acción: «Yo me ocupo de la logística; si quieres, pido cita para hablar con la matrona o la psicóloga».

6. «Soy mala madre».
   - Validación: «La culpa aparece mucho en el posparto; no dice tu verdad».
   - Acción: «Fíjate en lo que sí estás haciendo: lo alimentas, lo sostienes y lo cuidas. Yo cubro X para que tengas un respiro».

Si eres la **pareja**, usa ofertas cerradas («¿Ducha ahora o en veinte minutos? Yo me quedo con el bebé»). De este modo la mamá no tiene que pensar en las opciones entre las que tiene que elegir y le quitas carga mental.

Si eres **otra persona**, ofrece ayuda concreta y breve (dejar comida, poner la lavadora, hacerte cargo del bebé durante un baño exprés) y respeta de forma estricta sus límites.

A su vez, hay gestos no verbales que validan, por ejemplo, una postura abierta, voz baja, silencios cómodos. Tener el móvil sin sonido, cero prisas y escuchar para entender y no para responder.

También quiero hablar de los errores comunes que no validan. Uno muy claro es arreglar rápido. Evita soluciones exprés, escucha y empatiza. Esto será mejor que un parche. A veces, para querer ser empáticos caemos en el «Yo cuando...» o «Pues a mí...». Si ocurre esto, intenta volver a ella, que tenga un espacio de seguro en el que poder expresarse. Asimismo, las preguntas muy directas o con segundas e incluso el humor mal usado pueden invalidar más que ayudar.

III

TETA O BIBERÓN

Algo que debes tener en cuenta es que no puedes decidir sobre el cuerpo de mamá ni el de ninguna otra persona. Voy a explicarte solo uno de tantos episodios de la historia que han vulnerado el cuerpo de las mujeres para que puedas entenderlo un poco mejor.

Durante las décadas de los sesenta y los setenta, el Indian Health Service (IHS) llevó a cabo en Estados Unidos miles de esterilizaciones forzadas a mujeres indígenas sin su consentimiento informado. Muchas de ellas ni siquiera sabían que habían sido esterilizadas; en algunos casos, se les aseguró falsamente que los procedimientos eran reversibles, o se las presionó bajo amenazas relacionadas con beneficios sociales. Entre 1973 y 1976, se documentaron 3.406 esterilizaciones solo en cuatro áreas atendidas por el IHS, incluidas menores de veintiún años, pese a existir una moratoria que lo prohibía. Algunos estudios estiman que, en el mismo periodo, entre el 25 y el 50 por ciento de todas las mujeres indígenas en edad fértil fueron esterilizadas, frente a un 15 por ciento de mujeres blancas. Y este no fue el único país en poner en marcha este tipo de medidas. Desde Suecia hasta Perú, las esterilizaciones forzadas han sido políticas públicas en múltiples gobiernos durante el siglo XX.

Esta atrocidad se sustenta bajo el paradigma de poder elegir por alguien sobre su cuerpo. «Yo decido que no tendrás hijos y modificaré tu cuerpo para ello. Lo que tú quieras queda en un segundo plano». Planteado de este modo parece incluso absurdo que alguien pueda decidir por ti. ¿Entonces? Traslademos esta misma idea a casos más concretos.

Yo decido sobre mi cuerpo en todos los aspectos de mi vida: si quiero cortarme el pelo o no, hacerme un tatuaje o no, quedarme embarazada o no, dar el pecho o no.

Cada gota de leche materna es un regalo de anticuerpos e inmunidad que hacemos a nuestros hijos, y sí, es lo mejor para alimentarlos. Pero solo depende de la madre decidir si quiere o no hacerlo.

Hay muchas razones por las que una madre decide no dar el pecho: miedo a esta dependencia madre e hijo, necesidad de no sentirse atrapada en la rutina de amamantar, presión por tener que aprender una nueva habilidad de la que depende el bienestar de tu hijo, búsqueda de la participación del acompañante... o, simplemente, porque no quiere. Y hay muchas otras razones por las que una madre sí opta por la lactancia materna exclusiva: potenciar la conexión madre e hijo, por un sentimiento de protección de la cría o por los múltiples beneficios de la leche, que posee infinidad de anticuerpos que van cambiando según la etapa en la que se encuentra el bebé y que está preparada siempre a la mejor temperatura. También puede ser que desee intentarlo o que le convenga por su economía, ya que es evidente que es más barato que la leche de fórmula.

Nuestra tarea como acompañantes no es juzgar ni señalar dicha decisión. La historia nos recuerda que cada uno tiene que poder decidir sobre lo que quiere hacer con su cuerpo y dar pecho es algo que depende en exclusiva de mamá.

Grábatelo a fuego: no puedes decidir sobre el cuerpo de otro.

Dicho esto, soy una firme defensora de la leche materna exclusiva a demanda por los incalculables beneficios que aporta al bebé, pero reconozco que ni instaurar la lactancia ni ser imprescindible las veinticuatro horas es un camino fácil. Por ello, te invito a leer el apartado que te toque:

- Teta (página 70).
- Biberón (página 74).

También puede ser que en casa os queráis preparar para ambas opciones. En ese caso, podéis ir directamente a:

- Mixta (página 80).

Y si no tienes ni idea de qué tendrás que acompañar, puedes leerlo todo por si acaso.

Dificultades de dar el pecho

¿Dar pecho es difícil? Pues después de dos lactancias exitosas te diría que no, que es cómodo, fácil y barato. Pero si lo analizo con un poco de perspectiva y abro el baúl de los recuerdos, conecto con mis primeras cuatro semanas siendo madre.

Cuando nació Emma se enganchó al pecho en el mismo paritorio. Yo tenía calostro y la niña mamó casi sin esfuerzo. Sin embargo, su agarre no era bueno, no abría lo suficiente la boca (cosa que nos costó Dios y ayuda descubrir) y me destrozó el pezón. Este, al ser succionado de ese modo, empezó a sangrar y se formaron las famosas grietas.

Al cabo de tres días yo no podía más. Nunca antes había visto mis pechos tan grandes y redondos, llenos de leche y duros como piedras. Me dolía cualquier tipo de roce, incluso el de la camiseta. Empezaron a preocuparme las heridas de los pezones y cada vez que Emma tenía que mamar yo lloraba. De dolor, de cansancio, de no saber, de la presión autoimpuesta de no ser capaz de alimentar a mi hija, de la falsa creencia de que «tendría que ser fácil».

Hablé entonces con mi matrona y me citó de urgencia. Sin saberlo, la matrona que me habían asignado en mi centro de salud (público) fue mi salvación más absoluta. Qué importante es estar rodeados de buenos profesionales. Ay, Inés Pla, cómo recuerdo llegar a tu consulta con ese chico de prácticas del que eras tutora. Me miraste con todo el amor que necesitaba, me tocaste con respeto y ternura y me diste las claves para no abandonar la lactancia. En mi caso fue sencillo. El tratamiento consistió en llevar las tetas al aire todo lo posible para curar las grietas (es decir, veinticuatro horas), sacarme toda la leche posible a mano y, por último, con un pequeño gesto, ayudar a Emma a abrir un poco la boca para un mejor agarre.

Mucha paciencia, mucho dolor y mucho amor consiguieron que Emma mamara veintidós meses de su vida durante los que yo fui feliz. (Algún día os contaré por qué fueron justo veintidós meses, pero esa es otra historia).

Con Noa fue otro cantar. Yo ya sabía dar pecho, Noa lo puso fácil y no dudé jamás de mí misma.

¿Todas las lactancias viven este proceso?

No, ni mucho menos. Es más, cada lactancia tiene el suyo y, aunque yo no soy una experta, he reunido las dificultades que pueden encontrarse las madres al iniciar la lactancia.

Ya te he contado que yo sentía **dolor al amamantar**, en mi caso por un mal agarre y postura de la peque.

También tuve **grietas y sangrado en el pezón**, asociados a un mal agarre.

A veces nos encontramos con **bebés tranquilotes** que no tienen ningún interés por mamar debido al agotamiento del parto, a lo prematuros que son o a algún medicamento.

Otros bebés **no se agarran** al pecho o se sueltan constantemente.

En ocasiones, las madres creemos que no estamos **produciendo la leche suficiente**, y puede pasar, pero tienes que saber que esos casos son ínfimos. Por norma general, estamos más que capacitadas para alimentar a nuestros hijos y, hasta que un pediatra o nutricionista maternoinfantil diga lo contrario, tu leche no solo es suficiente, sino que es el mejor regalo que le harás a tu hijo.

Hay bebés que **lloran mucho** tras las tomas y podemos confundir los cólicos con hambre o alguna intolerancia (de lo que come mamá). En ese caso es importante que las personas que acompañamos no pongamos etiquetas a la situación. Nuestra misión será acompañar y facilitar contactos de profesionales que nos ayuden a valorar la situación.

También te he comentado que a mí se me pusieron los pechos duros como piedras. Los notaba supercalientes y era doloroso. Eso hacía que Emma no se agarrara bien. Esto recibe el nombre de **congestión mamaria** y la solución son masajes suaves, extracción manual y calor externo. Pero, si tienes dudas, consulta con una asesora de lactancia, eso fue lo que me salvó a mí.

La evolución de la congestión es la temida **mastitis**. El pecho está lleno de tubos, como cañerías por los que circula la leche. Cuando un tubo se obstruye, se inflama porque la leche no puede pasar. Eso es la mastitis y resulta dolorosa. Normalmente, aparece fiebre y hay que ir al hospital.

Para colmo, y en adición a esta lista, también existe la presión externa. Muchas veces, sin querer, la gente que nos rodea se hace experta en todo lo que nos pasa al bebé y a mamá, y nos sueltan el primer infortunio que se les pasa por la cabeza: «Este niño se queda con hambre», «Tanta teta no puede ser buena» o «Con un suplemento de biberón te duerme toda la noche». Estos comentarios, junto con dudas e inseguridad, pueden recibirse como una bomba (te lo digo por experiencia).

Además, hay algo que no se ve, pero que ocupa espacio: el **agotamiento emocional**. Dar el pecho es solitario, duro y agotador. Al principio podemos estar prácticamente todo el día dando pecho, porque cuanto más tiempo pasa el peque cerca de este, más leche se produce y más tranquilo está. Eso significa que mamá no tiene mucho margen de movimiento y muchas nos hemos sentido atrapadas en este día a día en el que todo es siempre igual.

> En el segundo posparto me SALVÓ la vida el porteo. Portear me permitió tener al bebé piel con piel y a su vez hacer cosas: pasear, jugar con la mayor o desconectar escribiendo este libro.

¿Y cómo acompaño yo esta aventura?, te estarás preguntando.

Valida a mamá en todo lo que sienta y le pase, aunque te parezca absurdo. Sus miedos, dudas e inseguridades son válidos. Escucha de forma activa no para responder, sino para entender (y, de paso, recuerda qué tipo de mamá tienes al lado para saber qué le puedes decir y qué no). Si sigues con dudas al respecto, puedes consultar el anexo 1 de la página 201.

Como familia o como recomendación, también podéis tener fichada a una buena asesora de lactancia para cuando llegue el momento. Las hay para consultas online, presenciales, públicas, privadas... Es mejor contactar con ella antes de llegar al desborde total. Y recuerda que algunas de las soluciones serán más técnicas, como reforzar el piel con piel, estudiar el agarre y el paladar del peque, y otras más de presencia, como dar apoyo emocional a mamá y sobre todo acompañar sin juzgar ni corregir.

Teta

El bebé acaba de nacer. ¿Cómo ha ido el parto? ¿Cómo está mamá? ¿Ha sido fácil? Ahora mismo tú eres sus brazos, sus piernas y parte de su cabeza (véase en la página 206 el anexo 3 de logística familiar).

¿Qué tengo que saber?

- Mamá actualmente está produciendo calostro, una sustancia con un valor nutritivo e inmunológico estratosférico. El bebé se alimentará de calostro hasta que mamá empiece a producir leche (suele tardar entre uno y tres días). Es recomendable que el bebé pase enganchado al pecho todo el tiempo que quiera para estimular la glándula mamaria y, por lo tanto, ayudarla a producir leche. ¿Ayudarla? Sí, sí, el olor, el contacto y el llanto del bebé ayudarán a mamá a seguir conectada a él y a producir leche.
- ¿Y si no se engancha a la teta? ¿Y si se le hacen grietas en el pecho? Te recomiendo que hables con tu ma-

trona o contrates una asesoría de lactancia. Si empiezas a ver a mamá un poco sobrepasada, es el momento de buscar opciones. Adelántate a los acontecimientos, recuerda que tu papel es estar y acompañar. Si tienes un plan B preparado, serás de gran ayuda.

P. D.: no es necesario esperar al caos para contratar una asesoría de lactancia. Si te lo puedes permitir, resulta aconsejable durante los primeros días tener apoyo físico y emocional para un mayor éxito en la instauración de la lactancia. Tip: ¡puede ser un buen regalo de embarazo!

- Las dos preguntas claves para acompañar a una mamá que está dando el pecho son:
  - ¿Qué **necesita** una mamá lactante?
    - ✓ Comer unas cinco veces al día una dieta variada y con alto contenido energético.
    - ✓ Beber. Dar el pecho genera mucha sed. Puedes encargarte de que siempre tenga un vaso de agua a mano o estar cerca para dárselo durante las tomas. ¡Y sí! Los caldos son lo más nutritivo, ya que proporcionan mucha hidratación y alimentan.
    - ✓ Apoyar el brazo. Sobre todo al principio, cómo colocarse resulta un auténtico tetris. Cuando veas que hay que darle el pecho, mira a mamá y ayúdala colocándole un cojín bajo el brazo, acercándole una silla o preguntándole «¿Estás cómoda? ¿Necesitas algún cojín? ¿Cómo te ayudo?».

P. D.: si le preguntas todas las veces las tres opciones al final se molestará. Aprende a ver sus necesidades y adelántate a los acontecimientos.

✓ Gomas de pelo. Si mamá tiene el pelo largo y está dando el pecho, es posible que tengas que saber dónde están las pinzas y las gomas de pelo, pues te las pedirá más de una vez.

○ ¿Qué es una **mastitis**? Como ya hemos comentado, el interior de los pechos es como un circuito de tuberías que desembocan en el pezón. Una mastitis es una tubería obstruida, que se hincha y duele. Es como un tapón de leche.

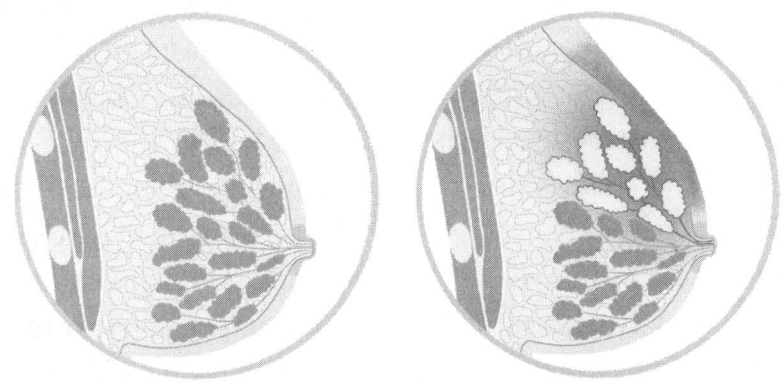

Glándula mamaria y glándula mamaria obstruida.

○ ¿Qué hacer ante una mastitis? El bebé puede seguir mamando. Para «deshacer» la obstrucción debe masajearse la zona con calor, pero es importante tener en cuenta que, tanto si aparece la fiebre como si duele mucho, hay que consultar con el médico. Tener mastitis es algo habitual en las madres lactantes, pero puede complicarse, así que, ante la duda, es mejor solicitar el consejo de un profesional.

Recuerda en todo momento que dar el pecho es psicológica y físicamente agotador. Supone aprender una nueva habilidad en tiempo récord y conectar con un bebé que (por mucho que sea tu hijo) aún no conoces. Además, nadie está preparado para ser imprescindible las veinticuatro horas del día. Al final, todos los días se vuelven parecidos por mucho que sea sábado, festivo o tu cumpleaños. La cabeza siempre está dispuesta a amamantar, sacar la leche correspondiente o valorar qué pecho está más lleno.

Pero ¿cuando esté sobrepasada qué le digo?

Te dejo a continuación un ejemplo de comprensión y cariño para que apoyes a la mamá sin agobiarla ni quitarle importancia a lo que siente: «El primer año del bebé los días son muy largos y se convierten en meses muy cortos. Todo pasa y todo llega. Ahora estás haciendo una inversión alimentando al peque con los mejores nutrientes y anticuerpos que existen y el precio lo estás pagando tú. Valoro cada minuto del día que le dedicas al bebé. Estás haciendo un trabajo increíble. Agotadoramente increíble». Por supuesto, utiliza tus palabras y hazlo tuyo. ¡Lo importante es que sienta que la apoyas y admiras su sacrificio!

Biberón

En este apartado encontrarás las dos opciones que existen en caso de que la mamá se decida por la leche de fórmula e información general sobre este tipo de alimentación:

- Libre elección (encontrarás la información a continuación).
- Causas forzosas (página 77).
- Todo lo que hay que saber del biberón (página 78).

Libre elección

Puede que mamá decida dar el biberón por **libre elección**, ya que no desea cargar con todo el peso de la alimentación, no se imagina dando el pecho o no quiere. Cualquier de estas circunstancias no la hace ni menos madre ni menos capaz.

Como hemos hablado con anterioridad, cada persona tiene que poder decidir sobre su cuerpo libremente, pero hay muchos factores por los que una madre puede sentir presión por dar el pecho y tu papel es proteger sus decisiones.

A continuación, hago un resumen de algunas causas por las que se podría sentir condicionada o presionada a dar el pecho en vez de decidirse por el biberón.

Las **expectativas sociales** y culturales bajo lemas como «la buena madre da teta» o «la madre que se implica da teta» son una presión invisible, pero existe.

Resulta evidente que se produce una **idealización** de la lactancia, ya que nos hemos creado una imagen romántica y perfecta que no siempre se ajusta a la realidad. Es normal entonces que si por lo que sea no se consigue o se desmitifica la idea, se sobreentienda que «has fallado».

La **presión del entorno sanitario** es real, ya que muchos profesionales insisten en seguir este tipo de alimentación sin acompañar emocionalmente a la paciente. Es importante que los sanitarios ofrezcan opciones reales o escucha activa para poder conectar con mamá.

Vivimos en un mundo en el que la **comparación con otras madres** es constante. Te diría que nos comparamos en todo: el trabajo, la pareja, el hijo, y nos esforzamos para mostrar un éxito que muchas veces no vivimos. En ocasiones un «mi amiga lo hizo así» o un «todas las del pueblo dan pecho y parece fácil» nos ayuda a formar parte del imaginario de pertenencia. Todas criamos así, todas damos el pecho y todas formamos parte de esto, y no poder seguir el canon puede generar culpa o sentimiento de rechazo del grupo.

También es posible que antes de ser madre, una mujer se imaginara dando el pecho, pero que al llegar el momento sienta esta imagen de sí misma **amenazada**. Todas las madres del mundo hemos dicho en algún momento «yo cuando tenga hijos...» y nos hemos comido esta afirmación con patatas. Y está bien. Cumplir cueste lo que cueste con nuestra palabra no nos hace más coherentes. A veces la coherencia es evolucionar y aceptar que tu yo del pasado se equivocó y que ahora la mejor decisión es otra.

Así pues, influyen en esta decisión las expectativas sociales y de una misma, pero hay que lidiar además con las familiares. Las **expectativas de la familia**, según la relación que tengáis, también pueden pesar e incluso doler. Las opiniones no solicitadas pueden generar juicio y mucha frustración para la familia, y lemas como «es lo mejor para el bebé», dichos con buena intención pero sin sensibilidad, pueden destrozar el criterio y la autoestima de una madre.

Por supuesto, la **presión interna y la autoexigencia** por querer hacerlo todo perfecto y no aceptar el cambio de planes como parte de la experiencia tiene a su vez un papel importante. Escucha y pregunta a mamá cómo se siente realmente y como acompañante pon en valor su bienestar emocional antes que el «logro» de instaurar la lactancia.

En alguna ocasión, he hablado con familias que han sentido **presión económica** al tener que dar leche de fórmula. Pensar que es demasiado cara y que no tienen otra opción como familia ha causado en mamá una presión y autoexigencia extras.

Todos estos factores pueden dificultar el bienestar emocional de mamá, el cual es tu deber como acompañante proteger y asegurar. Podemos reforzar la identidad de equipo con afirmaciones como «Nosotros como familia hemos decidido dar el biberón» o «Ellos como familia han decidido dar el biberón». Si no es suficiente, algo que a veces pasa, la siguiente afirmación puede ayudar: «Nadie en este mundo quiere más a este niño que su madre. Ella está decidiendo lo que es mejor para los dos». De este modo, disminuimos la presión que siente mamá, que ya bastante tiene con lo que ha vivido hasta ahora.

Recuerda: alimentar es más que nutrir. Es cuidar, mirar, conectar.

Causas forzosas

Por otro lado, instaurar la lactancia puede ser un verdadero reto. Incluso a veces no es posible por factores que escapan a nuestro control. Es entonces cuando se recurre al biberón por **causas forzosas**. Por surrealista que parezca, mamá puede que tenga que vivir un duelo al tomar esta decisión, porque no se había imaginado este tipo de maternidad. Hay que asumir que no se cumplirá una expectativa y puede resultar muy doloroso.

Si ves que mamá no está bien y necesita herramientas para cerrar esta etapa, contacta con una psicóloga perinatal o con tu matrona. Es posible que necesite ayuda para aceptar que la idea de maternidad que se había creado no será la real y tú eres la persona encargada de proporcionarle estos recursos.

También puedes buscar un grupo de crianza que le permita reunirse con otras madres y compartir experiencias. Existen en todos los formatos, presenciales y online. En general, compartir sana, y al hablar con otras madres nos damos cuenta de que no estamos solas en esto y no somos las únicas.

Todo lo que hay que saber del biberón

Dar el biberón tampoco es tan sencillo como parece. Siento ser yo la que te dé esta noticia, pero una de las cosas que puede costar más es encontrar la leche de fórmula adecuada para el peque. Como muchas partes del cuerpo del recién nacido, el sistema digestivo es inmaduro (por eso no pueden zamparse un entrecot) y, por ello, dar con la leche adecuada puede llevar un tiempo.

> **Tip:** Si tienes claro que tomará biberón, hazte únicamente con un bote de leche de fórmula y no compres más hasta que estés seguro de que el bebé la acepta.

Hay leches hidrolizadas, con proteína de cabra, de vaca, de fórmula sin lactosa, antirreflujo, hipoalergénicas..., y la recomendación de qué leche usar siempre debe proceder de un pediatra o un nutricionista materno-infantil.

Preparar el biberón no es muy complicado, y si indagas encontrarás todo tipo de artilugios para hacerte la vida más fácil: calentador de bibes, separadores de tomas, robots que preparan biberones, termos para viajar o salir a la calle...

También encontrarás muchos tipos de biberones y tetinas según el momento en el que se encuentre tu bebé: biberones de vidrio, libres de BPA, tetinas con flujo lento, anatómicas... ¡Hay de todo y más!

Tienes que saber que, aunque la alimentación sea a través de un biberón, el bebé seguirá necesitando contacto físico para comer, es decir, que lo cojan en brazos y lo miren. Alimentar con presencia y dedicación como si de tu pecho se tratara fomentará el vínculo afectivo. Por cierto, a menudo cuando hay hambre los peques lloran mucho y preparar el biberón puede costarte unos minutos en los que parece que va a llegar el fin del mundo. Siempre que puedas, aliméntalo desde la calma. No hay prisa para comer y tu calma ayudará a regular al peque y a bajar ese pico de estrés.

Es clave estar atentos a las señales de saciedad del peque para evitar sobrealimentarlo. ¿Cómo? Los humanos somos mamíferos y, de entrada, estamos hechos para mamar. Matizo esto porque estamos tan desconectados del mundo animal que hoy día es un reto e instaurar la lactancia no resulta fácil. ¿Qué pasa en ese caso? Cuando un bebé mama controla activamente la cantidad de leche que ingiere y esta acción favorece el desarrollo de su autorregulación del apetito. Es decir, que la forma en la que se alimenta a un bebé influye de manera directa en su capacidad futura para autorregular el apetito (Brown y Lee, 2012). ¿Entonces si se alimenta con biberón tiene más riesgo de sufrir sobrepeso en la infancia? Pues un estudio realizado en China con más de cincuenta y nueve mil niños concluyó que los bebés alimentados en exclusiva con fórmula tenían una mayor probabilidad de desarrollar obesidad entre los dos y los seis años. En contraste, la lactancia materna exclusiva o mixta se relacionó con un riesgo entre un 38 y un 43 por ciento menor, dependiendo de la edad (Li *et al.*, 2022). A su vez, resulta importante subrayar que no es el biberón en sí mismo lo que aumenta el riesgo, sino cómo se utiliza. Una alimentación que no respeta las señales de saciedad del bebé, combinada con una fórmula más calórica o rica en proteínas, puede favorecer un patrón de ingesta excesiva en los primeros años. Por eso hay que estar atento a la señal del peque y no insistir cuando este no quiere más.

Mixta

Combinar el pecho y el biberón es posible y las causas que lleven a la mamá a elegir esta mezcla pueden ser diversas e ir desde la libre elección a la necesidad.

Recordemos que ninguna razón tiene que ser justificada si responde al bienestar de la madre y el bebé.

La lactancia mixta puede consistir en seguir ofreciendo la misma leche materna pero con biberón, lo que nos permite conservar algunos beneficios de la leche materna con mayor flexibilidad y descanso a la madre, además de favorecer la participación del acompañante.

A su vez, dejar de dar el pecho puede impactar en la producción de la leche (cese o reducción de la producción) y algunos bebés tal vez rechacen el pecho tras probar el biberón, ya que es mucho más fácil de succionar que la teta. Es por ello por lo que se recomienda que la opción mixta, siempre que se pueda, se ofrezca cuando la lactancia esté instaurada, a partir de las cuatro o seis semanas de vida.

Ahora bien, ¿qué tengo que hacer yo como acompañante?

No juzgar ni presionar las decisiones que tome mamá, que de seguro serán válidas y conscientes.

Acompañar y estar presente en todo lo que la alimentación conlleva: lavar biberones y tetinas, ayudar con la extracción de la leche, preparar tomas...

En estos procesos se pueden vivir momentos de ambivalencia. Es decir, es posible que mamá ya no sepa cuál es la mejor opción o qué necesita. Tu papel es estar y escuchar de forma activa. Si lo necesitas, puedes revisar el apartado de la página 57. Recuerda que tu objetivo no es responder, sino escuchar y hacer que se sienta escuchada.

IV

LOGÍSTICA FAMILIAR

Ahora que ya nos hemos situado, visibilizaremos y hablaremos de lo que hay que hacer. Pero antes empecemos definiendo «carga mental».

La **carga mental** es la parte invisible del trabajo que hace posible la vida diaria. Supone pensar, planificar y supervisar constantemente todas las tareas, incluso si no se ejecutan personalmente (Daminger, 2019).

Durante el embarazo y el posparto temprano, el cerebro materno se reconfigura. En diversos estudios de neuroimagen , en los que se encienden luces en las zonas que se activan, se han demostrado cambios estructurales y funcionales en cerebros de madres embarazadas y en posparto. ¿Qué se ve? A simple vista, las madres son mucho más sensibles a las señales del bebé (miradas, llantos,

Dato curioso: Lo que explicamos en este apartado también te ha pasado a ti, pues en la adolescencia vivimos algo parecido llamado «poda sináptica».

olor) y a todo en lo que a los cuidados se refiere. A mayor precisión, se detectaron reducciones selectivas de materia gris en redes de cognición social. ¿Y eso qué significa? Que algunas zonas concretas del cerebro (la «materia gris», donde viven muchas neuronas) que usamos para entender a los demás —sus emociones, intenciones y señales— se hacen un poco más pequeñas y eficientes durante el embarazo y el posparto. Y eso, traducido a la práctica, implica que el cerebro se especializa para ser un crack cuidando al bebé. Es como si eliminara el ruido y se quedara con lo importante.

En diversos estudios se ha demostrado que el cerebro (la amígdala, el estriado, la ínsula y la corteza prefrontal) muestra hiperrespuesta a las señales del bebé; ver su cara u oír su llanto activa más estas regiones, y esa activación se asocia después con mayor sensibilidad materna en la interacción. La lactancia se ha relacionado, en el primer mes, con una reactividad mayor en estas áreas frente al llanto del hijo.

Ahora bien, este cerebro orientado al cuidado convive con la realidad fisiológica del posparto, donde el sueño está muy fragmentado. Como ya vimos, en las primeras dieciséis semanas, las madres pueden sumar unas siete horas de sueño por noche, pero pasan casi dos horas despiertas (o más) debido a los microdespertares —un perfil similar a los trastornos por sueño fragmentado—, lo que impacta en el funcionamiento diurno (atención, memoria de trabajo, regulación emocional). Ese terreno de fatiga es el caldo de cultivo para percibir la carga mental (anticipar, planificar, coordinar) más pesada.

Y cuando esa carga cognitiva del hogar recae de forma desproporcionada sobre la madre, los datos son consistentes: se asocia con más depresión, estrés, *burnout*, peor salud mental global y menor satisfacción de pareja. No es solo pensar mucho, sino una exigencia neurocognitiva sostenida (atención dividida, memoria prospectiva, toma de decisiones continuas) que, sumada al sueño fragmentado y a las demandas del bebé, satura la corteza prefrontal. Repartir la carga mental (no solo las tareas físicas) es neurohigiene para el posparto.

¿Y cómo consigo un día más amable para mamá? Si estás leyendo esto, existen dos opciones:

- Soy la pareja (encontrarás la información a continuación).
- Soy otra persona (ve a la página 102).

Soy la pareja

Ya lo dijimos: la barca se mueve si alguien rema. En el posparto, tu papel es **remar y sostener**: cuidar del entorno, blindar el descanso de mamá, crear un vínculo con el bebé y asumir cierta carga mental (no solo tareas). No se trata de ayudar, sino de **corresponsabilidad**.

Recuerda que formáis un equipo, y no uno cualquiera: sois el mejor que jamás ha existido en la familia que estáis configurando y para cuidar de este hay que sostener a mamá y sin dejar de cuidarte. Eres un miembro importan-tísimo de esta familia y ahora un pilar y referente en esta casa. Enhorabuena, qué bonito viaje te espera.

Para el buen funcionamiento de un hogar, hay que realizar pequeñas microtareas que de una en una no resultan demasiado costosas, pero que a un mismo tiempo pueden ser algo abrumadoras. Para evitar que nos pille el toro, lo mejor es ponerles nombre y hacer una radiografía a gran escala de **lo que hay que hacer**.

Piensa que el primer mes de posparto es bastante agobiante. Hay muchas cosas nuevas que aprender (dar el pecho o hacer bibes, coger a un bebé en brazos, dormir menos, curar posibles puntos de una cesárea o episiotomía, enfrentarse a un sangrado vaginal constante...) y mamá tendrá la cabeza en otras cosas y las manos ocupadas la gran parte del tiempo, así que te toca a ti remar. Y mucho.

Pero ¿acaso esto significa que todas la recién paridas están mal? No. En mi primer parto me sentí muy frágil e incapaz de hacer muchas cosas. Aunque el parto fue genial, me hicieron una episiotomía y me dolía, a grandes rasgos, al realizar cualquier movimiento. Además, era la primera vez que tenía en brazos a un bebé tan pequeño y no me aclaraba para darle el pecho. Para mí fue una bomba emocional. Sin embargo, en el segundo parto no me pusieron ni un punto, la niña se enganchó al pecho sin problema y yo ya había tenido un bebé en mis brazos. Así que me sentí fuerte y capaz desde el primer día. Piensa en esto: no sabemos cómo estará mamá. Nadie lo puede saber, y para ayudarla lo único que podemos hacer es visibilizar tanto como podamos lo que hay que hacer en un hogar para que lo tengas en cuenta.

Logística base

Todo lo relacionado con la **alimentación**, desde pensar qué vamos a comer hasta que el plato llega a la mesa, es una supertarea (o un faenón). Por norma general, durante las primeras semanas tendrás que encargarte tú de ello. Si sueles ser tú quien realiza esta tarea, pasa al siguiente punto, pero si no es así, te dejo algunas ideas:

> **Tip:** durante el tercer trimestre del embarazo congela táperes de comida. Te salvará los primeros días tras el parto.

- Un plan semanal de comidas ayuda a la organización y previene el bloqueo cuando no se te ocurre qué preparar.
- Por si te tienes que encargar de comprar tú, antes de que nazca el bebé localiza vuestros comercios de confianza.
- Si no sueles cocinar, la plancha será tu mejor aliada: es fácil, rápida, y con ella se pueden preparar una amplia variedad de alimentos para comer todos los días.
- Comida ya hecha. ¿Tienes cerca a otros familiares? Pide táperes. ¿Vives en un pueblo grande o en una

ciudad? Pide a domicilio o para llevar. A nosotros nos salvó la vida. También hay suscripciones de comida hecha a domicilio, ¡puedes probar!

Hay unos mínimos de **orden y limpieza** que es importante mantener y son muy personales en cada casa. Fíjate en cómo está la casa y lo que os cuida a vosotros como familia. Durante los primeros días tras la llegada del bebé (en nuestro caso el primer año y algo), es normal que reine el caos. Demasiadas cosas nuevas de golpe. Buscar la perfección o exigirnos estándares inalcanzables no nos ayudará como equipo en nada. Sí que es verdad que para poder estar a gusto tendremos que cumplir con un mínimo y, otra vez, o te toca a ti o tendrás que buscar ayuda externa, ya que es posible que mamá no pueda de momento. A nosotros nos salvó Amparo, una chica majísima que sigue viniendo una vez a la semana y a la que adoramos. Por si te sirve, en casa pusimos prioridades: para nosotros fue importante tener la cocina siempre (o casi siempre) limpia, pero hoy día aún no hacemos la cama. Lo hablamos, establecimos un orden y abrazamos que la casa está acorde al tiempo que le dedicamos.

Personalmente, odio (desde lo más profundo de mi ser) todo lo que conlleva **la ropa**. Así que no suelo encargarme de ninguna de estas tareas: lavar, tender, doblar, planchar (si lo hacéis) y guardar. Nosotros en el segundo posparto optimizamos la cadena: llegó la secadora y dejamos de tender la ropa por salud mental, aunque hiciera sol durante unos meses. Para la ropa tengo varios tips, porque, como es algo que no me gusta, intento invertir el mínimo tiempo posible. Aquí van:

- **Cestas etiquetadas** por meses (la primera cesta se corresponde con el grupo cero, la segunda del grupo cero al tres, la tercera del tres al seis...). A medida que llega ropa a tu casa (porque tu madre ha comprado no sé qué, porque tu amiga te ha traído una bolsa de prendas que a su hija ya no le valen, porque tú has comprado algo para el invierno...), lo metes en la cesta que toca y cuando llega esa época lo sacas.
- Es importante que tengas la cesta de la **siguiente talla** con un mínimo de ropa, porque los bebés crecen de un día para otro y de repente no le va nada de lo que tienes en casa.
- La **ropa** que estemos usando ahora debe estar **VISIBLE** en un armario o en un único cajón. Si la tienes escondida, no se la pondrás y siempre tendrás cosas nuevas por estrenar.
- Debes saber **dónde está TODO**. Doy por hecho que sabes dónde está tu ropa, pero la del bebé y la de mamá la debes tener superlocalizada, porque tú eres las nuevas manos y brazos libres. Así que también te toca saber dónde están sus calcetines, sus bragas de la regla, sus bragas normales, la camiseta que le gusta y dice que ya no le queda bien, la que no le gustaba pero ahora le queda genial... Apréndete dónde está todo.

También es lógico que te encargues del papeleo para registrar al peque, pedir cita con el pediatra, si mamá tiene que gestionar algo de la baja o del permiso de maternidad... Ahora mismo tú tienes la mente mucho más despierta y predispuesta a gestionar toda esta información.

Para todo lo que te acabo de contar, a veces va bien crear un **centro de mando** o una pizarra compartida. Es decir, un lugar físico o una app para anotar lo que hay que hacer: compras, menús, citas, medicaciones, contactos clave (matrona, pediatra, asesora de lactancia...) o tareas extras.

Aliviar su carga mental

Es evidente, pues, que te toca asumir mucha carga mental y me gustaría ayudarte con un visionado amplio en este sentido. Por mucho que antes ya hicieras muchas tareas en casa, durante un tiempo te tocará encargarte de todas. ¡No te abrumes y vamos a ello!

Tarea	Microtarea
Inventario (lo que siempre debo tener).	Algo que comer (desayuno, comida y cena).
	Pañales.
	Ropa limpia para todos (la que llevan puesta más una de recambio como mínimo).

Tarea	Microtarea
Planes (automatizar recordatorios en el móvil).	Citas médicas (pediatra, asesora lactancia…).
	Visitas de amigos y familiares.
Imprevistos (tener un plan B).	Tener una comida de emergencia siempre (en mi casa era caldo con fideos).
	Red de apoyo (si necesito ayuda de emergencia, ten a mano dos contactos a quienes llamar: mamá necesita hablar, yo quiero dar una vuelta, necesito que me acompañen a X…).
	Número de teléfono de un taxi, de urgencias (tranquilo, lo más probable es que no llegues a utilizarlo, pero por si acaso tú tienes un plan).
Comunicación.	Coordinar visitas.
	Informar de los cambios de planes.
	Solicitar a tus familiares y amigos cercanos ayuda. («Mamá, ¿nos traes un táper?», «¿Pedimos chino?»).

El vínculo con el bebé

Establecer una relación o un vínculo con tu hijo es tu tarea. Nadie tiene que obligarte a pasar tiempo con tu hijo, es algo que debe salir de ti. Y, a su vez, no se trata de competir con mamá por ver quién está más con él. En mi caso, solo te puedo decir que la relación madre-hijo es algo que cruza fronteras, pero envidio la que tiene Miguel con nuestras hijas.

¿Envidia?, te preguntarás. Pues sí. Miguel tiene el mejor papel. Yo soy calma, hogar y paz. En mi caso, por mi carácter, también firmeza y límites. Mis hijas me buscan cuando les pasa algo, se encuentran mal o buscan calma. Pero con papá juegan, gritan, disfrutan, pelean, se divierten y son muy muy felices. ¿Papá pone límites? ¡Claro! También discuten y lloran y se enfadan y todo lo que conlleva ser padre e hijas. Sin embargo, es increíble ver desde fuera lo felices que son.

«Pero es que el bebé no hace nada». Oigo esto a menudo y entiendo de dónde viene: su cuerpo es pequeño, sus movimientos resultan torpes, su mirada a veces parece perdida... En definitiva, puede darnos la sensación de ser pasivo, aunque no te equivoques, pese a que ahora no te mira con intención o no responde como esperas, tu bebé te percibe profundamente. Reconoce tu olor, tu voz, tu temperatura, el ritmo de tus latidos y la manera única en la que lo sostienes. Incluso sin palabras, te siente.

En estos primeros meses el vínculo no se construye con conversaciones, sino con presencia, contacto y repetición amorosa. Sostenerlo piel con piel, hablarle aunque no conteste, balancearlo con tu ritmo o cantarle siempre la misma canción cuando lo acunas... Todo eso deja una huella invisible pero real en su cuerpo y en su memoria emocional. Te estás convirtiendo en su lugar seguro: su referencia de calma, de contención y de pertenencia. Y eso definirá la calidad de vuestro vínculo no solo ahora, sino durante toda su vida.

Puede que hoy no lo veas con claridad, porque el vínculo en esta etapa es sensorial más que intencionado, sin embargo, lo que hoy parece nada es el comienzo de vuestra historia; una relación que, con el tiempo, te devolverá mucho más de lo que ahora imaginas.

¿Y qué hago si solo quiere estar con mamá? Tranquilo, es normal. Por ahora todo lo que conoce el bebé es a mamá. Cuando los humanos empezamos a caminar, la pelvis se estrechó y empezamos a parir antes. Si te fijas, nuestras crías son las únicas de entre todos los mamíferos que nacen por completo dependientes. ¿Por qué? Porque les faltan otros nueve meses de crecimiento dentro del útero. Eso significa que nuestros bebés pasan nueve meses dentro y necesitan otros nueve fuera para entender que son seres independientes a la madre. Hasta entonces, creen que son uno mismo. Tu papel hasta entonces es estar sin dañar:

- Cada día dedica unos minutos al piel con piel en silencio y calma. Por pocos que sean, todos suman.
- Cuando el peque lo tolere, utiliza el porteo para paseos e incluso siestas. Recuerda no forzar esto demasiado, pues muchos peques no son muy tolerantes con los cambios.
- Crea tu pack de momentos: vuestra canción estrella (esa que cantas tú), vuestro balanceo, vuestro paseo... A fin de cuentas estás empezando a crear vuestro lenguaje.
- Detecta las señales: observa cuándo tiene sueño o hambre de forma temprana antes del llanto. Así conocerás al peque y evitarás el desborde.

- Si llora y necesita a mamá, lo acercas a ella. Tu presencia **no aparta**, acompaña.

Proteger

Como hemos repetido, mamá es ahora vulnerable. Resulta evidente que no todos los pospartos son iguales, pero, por norma general, la pareja es un gran parapeto frente a la sobreexposición de comentarios y visitas.

Regular las visitas y poner límites es mucho más sencillo cuando todo se ha pactado y hablado previamente. Hazlo desde la seguridad y siempre bajo el lema de buscar el bienestar de tu núcleo familiar (que son la mamá y el bebé). Todo lo demás puede esperar.

Cuando nació Emma, mi primera hija, les dejé muy claro a mis suegros y a mi madre que no quería a nadie en el hospital. No sabía en qué situación me encontraría y no quería tener que ser agradable o educada por obligación. Quería permitirme llorar, mirar a mi bebé, estar desnuda si lo deseaba y seguir con la teta fuera para dar el pecho, pero sobre todo poder compartir las primeras horas de la vida de mi hija con su padre, solos los tres, viéndonos por primera vez como familia.

Lejos de la realidad, cuando di a luz lo único que quería era gritar a los cuatro vientos que había conseguido parir, que era muy feliz, que mi hija tenía la cara chafada y arrugas como todos los bebés y que mi bebé mamaba aunque me doliera. Llamé a mi madre y a mis suegros y les pedí que vinieran a ver a su primera nieta porque me parecía increíble que yo hubiera parido a semejante ser de luz.

Imagina la cara de sorpresa de Miguel. Al final, él estaba feliz de poder compartir con sus padres aquella alegría y yo de estar bien y poder tener unos familiares que respetaran mis tiempos (aunque muchas veces fuera por obligación, no porque nos entendieran).

Lo que quiero transmitirte es que respetar los tiempos de la madre no es dejarla aislada como si estuviera loca, sino escuchar y adaptar las tareas a las necesidades. Y estos tiempos traen sorpresas para bien y para mal.

¿Y cómo lo hago? Dejando las normas claras. Para ello tenéis que hablar antes como familia sobre lo que queréis. Por ejemplo: ¿las visitas pueden coger al bebé en brazos? ¿Tienen que pedir permiso? ¿Nos molesta la colonia o el olor a tabaco? ¿Qué pasa si alguien fuma? ¿Y si gritan o tienen el tono de voz alto? ¿Pedimos que silencien el móvil?

Una vez tengáis claro en qué circunstancias os sentís cómodos, toca ser comunicativo. Poner límites puede llegar a ser un reto según las dinámicas de grupo o los familiares, pero es importantísimo para el cuidado del núcleo familiar. Doy por hecho que queréis a las personas que vienen a conocer o a estar con tu peque o que como mínimo las apreciáis, así que busquemos la forma de comunicarnos con amor y firmeza desde el respeto y la amabilidad. Te dejo con algunos ejemplos según la cercanía del vínculo:

Familia cercana: «Nos hace ilusión veros. Mamá necesita dormir; pasad X minutos y os aviso si podemos alargarlo».

Amigos intensos: «Hoy, cinco minutos para saludar y luego os acompaño a la cafetería».

Límites amables: «Gracias por el consejo; seguimos el plan del pediatra/matrona».

Lactancia

En este libro ya hemos hablado de la alimentación, así que me limitaré a adjuntar una tabla de todo lo que sí puedes hacer seas del equipo que seas:

TETA	MIXTA	BIBE
Durante las tomas, siempre que se pueda, podemos facilitar cojines para mejorar la postura y la calma del ambiente. También recomiendo poner el móvil en modo avión, bajar el volumen de los aparatos electrónicos y la voz…		
Si eres del equipo teta, también puedes facilitarle a mamá agua, pues amamantar deshidrata.		
Si aparecen dolor, grietas o congestión, consulta con una asesoría de lactancia antes de que la situación se complique.		
Si hay que extraer leche, puedes preparar el set, esterilizarlo o limpiarlo cuando termine, etiquetar y guardar la leche…		
	En las tomas de leche el contacto visual y la presencia plena son esenciales sin dejar de respetar las señales de saciedad.	

Comunicación

Hay algo que nos afectó muchísimo en el primer posparto y fue lo difícil que nos resultaba mantener una conversación de calidad.

Antes de tener hijos hablábamos cuando nos apetecía: ronroneo mañanero, sobremesa arreglando el mundo, viajes de cotilleos o películas en el sofá que comentábamos sin parar. Cuando llegó Emma todo esto terminó. Empezamos a despertarnos cuando lo hacía el bebé, la sobremesa desapareció porque la peque se cansaba, en el coche cantábamos canciones y las películas pasaron a mejor vida y, cuando volvieron..., yo me dormía en todas.

Llegó un momento en el que todo se volvió insostenible y, como he dicho antes, decidimos acudir a terapia de pareja y hablamos de nuevo de todo lo que no pudimos en un año. Compartimos nuestras dudas, nos miramos, nos forzamos a terminar las conversaciones, a escucharnos... Así, nos dimos cuenta de que nos queríamos, y mucho, de que ambos creíamos en el proyecto de familia que estábamos construyendo, que apreciábamos a la persona que teníamos al lado y que lo único que necesitábamos era descansar y poder hablar.

Por tanto, te propongo algo que puedes hacer tú desde ya para no llegar a este punto. El plan es buscar el **diez-diez-diez diario**:

- Diez minutos para que mamá hable sin interrupciones. Escuchando, validando y con cero distracciones.
- Diez minutos para poner la logística al día. Las lavadoras que quedan por poner, cómo vamos a hacer la compra, quién viene esta tarde o dónde están las llaves de la terraza.
- Diez minutos de conexión. En esto tendrás que esforzarte tú, porque por norma general la recién parida no busca contacto íntimo. Así que acurrúcate y dale mimos (caricias, abrazos largos y, por supuesto, cero pantallas). Más adelante hablaremos sobre cómo volver a conectar a nivel íntimo (página 189).

¿Cómo podemos poner en práctica estas pequeñas dosis de contacto? Pues con preguntas de ofertas cerradas. Aunque pueda no parecerlo, ayudan un montón a que pase algo y a su vez a que mamá sienta que está eligiendo. A continuación te presento algunos ejemplos:

«¿Te llevo ahora un caldo o prefieres fruta?».

«¿Quieres arreglarte ahora o en veinte minutos? Me quedo con el bebé».

«¿Prefieres que llame ya a la asesora o te apetece intentar otra postura primero?».

Indicadores de alerta

El posparto es una época de muchos cambios, pero es importante que estos no sean el principio del fin. Ahora tú eres la persona que pilota la barca y, para ello, debes tener claro cuándo toca pedir ayuda. Te adjunto una tabla para que la tengas a mano y, si notas alguno de estos síntomas, puedas pedir ayuda.

MAMÁ	
Síntomas: tristeza persistente, apatía, ansiedad intensa, culpa que no cede, insomnio severo pese al cansancio, pensamientos intrusivos o autohirientes.	**Paso:** llama a la matrona, el pediatra o el psicólogo perinatal. Si hay riesgo extremo, a **urgencias**.
LACTANCIA	
Síntomas: dolor que no mejora, fiebre (> 38 °C), zona roja/dura (mastitis), bebé con pocas micciones o que no gana peso.	**Paso:** combina la asesoría de lactancia con la consulta al pediatra.
PAREJA	
Síntomas: discusiones crecientes, desconexión total, aislamiento.	**Paso:** pide ayuda a tu familia o red íntima y considera la asistencia a terapia breve de apoyo.

Checklist exprés

Te he dado mucha información, pero aquí te dejo el resumen para que puedas colgarlo en la nevera o en un lugar accesible:

Cada mañana:

- ☐ Agua y comida lista para mamá.
- ☐ Casa «respirable»: encimera, baño y ropa.
- ☐ Agenda: citas, medicaciones, recados.
- ☐ Siesta protegida programada.

Cada noche:

- ☐ Cocina recogida en diez o quince minutos.
- ☐ Biberones/sacaleches limpios (si aplica).
- ☐ Ropa del bebé y la pañalera preparados.
- ☐ Plan de turnos de sueño claro.

Mientras mamá cuida la vida, tú vigilas el entorno, remas, pones límites, anticipas y sostienes. Eso también es amor.

Soy otra persona

Acompañar un posparto no es ocupar el centro, sino **sostener**. Tu misión es aliviar, no dirigir; cuidar, no evaluar. Encaja donde la familia te necesite, no donde tú te imaginaste estar. Para ello te he preparado las reglas de oro del acompañante:

Autonomía	Las decisiones del cuerpo y del bebé pertenecen a la familia (sobre todo a mamá).
Permiso	Necesitas permiso para TODO: coger al bebé, hacer fotos, publicar, opinar, abrir armarios…
Ayuda	Tiene que ser concreta: ofrece acciones específicas y fáciles de aceptar.

Consejos	Ninguno si no te lo piden. Este es su camino hacia el aprendizaje de la maternidad o paternidad y tus vivencias y experiencias son solo tuyas.
Respeto	Manos limpias, sin perfume y sin olor a tabaco y, si estás enfermo, aplaza la visita. Al bebé aún no le han puesto las vacunas y el sistema inmunológico está en sus primeros días.
Tiempo	Haz que las visitas sean cortas y útiles. Si te piden compañía, quédate; si no, un ratito y a otra cosa.
Confidencialidad	Eres un apoyo, no un periodista. Lo que te cuenten y pase en casa de los nuevos padres es suyo y ellos ya decidirán qué contar y qué no.

Preguntar… sin invadir

Quiero sostener sin invadir, preguntar sin ser pesado y estar sin tomar decisiones por ellos… ¿Cómo lo hago?

Para empezar hazte dos preguntas:

- ¿Qué vínculo tengo con la familia?
- ¿Qué conozco de la asertividad?

A mí me gusta imaginarme las relaciones humanas con círculos, como los que te muestro en la imagen que tienes a continuación.

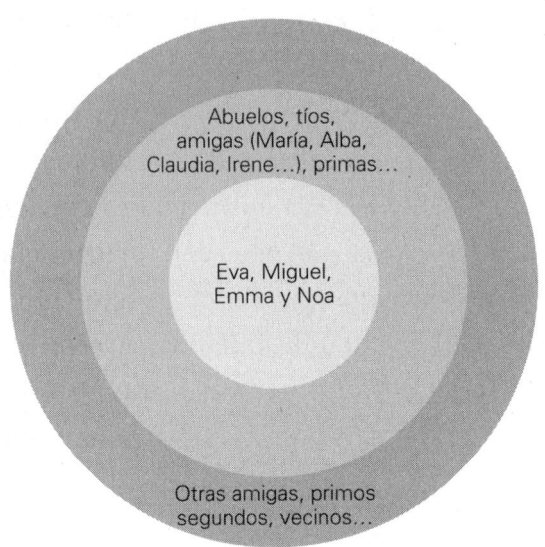

El núcleo familiar somos los cuatro: papá, mamá y las peques. Nosotros tomamos las decisiones, nos cuidamos, priorizamos y salvaguardamos nuestro bienestar. Es decir, remamos para que nuestra barca siga funcionando y tomamos las decisiones pertinentes para que esto pase.

Seguimos con el siguiente círculo concéntrico, en el que imagino a aquella gente con la que tengo máxima confianza: abuelos, amigas íntimas y algunos familiares. En definitiva, esas personas a las que llamo, con las que comparto o mantengo vínculos fuertes.

En el tercer círculo están las personas que, aunque están presentes en mi vida y les puedo pedir un favor (igual que ellos a mí), la confianza es media y hoy en día no tenemos tanto contacto como antes. Por ejemplo: mantengo una buena relación con mis vecinos y se alegraron mucho de la llegada del bebé, pero no han venido a casa a verlo. Sin embargo, me he cruzado con todos y muchos lo han conocido antes que familiares del primer círculo (el roce hace el cariño). Son personas que es posible que pasen al círculo íntimo en algún momento, o que ya estuvieran ahí, que compartamos cosas con ellas con recurrencia en el pasado, pero que por lo que sea ahora no estén ahí.

En los siguientes círculos, que no aparecen ya en nuestra imagen, se sitúan esas personas con las que tenemos relación pero cada vez más lejana, con menos conversación, con menos roce hasta llegar al círculo de aquellas con las que ya no tenemos contacto.

La pregunta que debes hacerte es: ¿en qué círculo estás tú? ¿Qué relación tienes con la familia? Porque el resumen es sencillo: cuanto **menos** vínculo íntimo tengas, **más concreta y más breve** debe ser tu ayuda.

Conocer las necesidades de la familia te convertirá en un apoyo real, pero cuanto menos íntima sea tu relación, menos señales no verbales conoces y más fácil es invadir sin quererlo. Además, es probable que, si tu vínculo con la familia es lejano, les cueste poner límites contigo y negarse, de ahí que tu ayuda deba ser corta, específica y sin exigir respuesta emocional.

Algo de lo que también me di cuenta al convertirme en madre fue del desgaste que supone coordinar a alguien que no conoce el espacio, en nuestro caso, nuestra casa. Cuando tenemos comidas en ella y la gente quiere poner la mesa pero no saben dónde están los platos, ni los cubiertos, ni el mantel. Así que yo me paso todo el rato dando indicaciones y a veces termino antes con un «Voy yo, porque no sé cómo explicarte dónde está X». Pues con la ayuda de personas que no tienen mucha relación, a veces pasa lo mismo. Te abruma ser el director de orquesta de todo lo que te piden y más que una ayuda acaba siendo un trabajo.

Una vez que tengas claro cuál es tu lugar con respecto a la familia, veamos qué es la asertividad.

Ser asertivo es preguntar bien para ayudar mejor o saber cuándo y cómo formular una pregunta para que sea efectiva. Para ello nos basaremos en las tres C: claro, corto y concreto.

- Claro: qué quiero preguntar.
- Corto: con las mínimas palabras posibles.
- Concreto: acciones específicas, con hora y duración.

Cuando aplicas las tres C es importante que hables desde el yo, algo que te ayudará a ser concreto («puedo», «ofrezco» o «me va bien»).

Aparte, asume y respeta un «no» con elegancia y sin que dañe tu ego, quieres ayudar, pero a veces no necesitan esa ayuda y está bien. Por eso siempre te recomiendo pedir permiso explícito y no dar por hecho lo que se precisa.

Entonces ¿lo pregunto todo? A grandes rasgos te diría que:

- Actúes sin preguntar si es ayuda **autosuficiente** y acordada previamente. Algunos ejemplos pueden ser guardar los táperes en la nevera, bajar la basura o quedar para pasear al perro.
- Preguntes siempre que afecte a la **intimidad** de la familia o a sus **decisiones**. Algunos ejemplos: visitarlos, coger al bebé, reorganizar espacios...

¿Y cómo lo pregunto para ser una persona asertiva? La fórmula DESC es una gran aliada para los momentos en los que puedas percibir desborde. No siempre tiene por qué ser así, pero es posible que esta estructura te ayude a conectar con la familia y te permita estrechar el vínculo y, a su vez, ser un mejor ayudador.

DESC			
DATO	**EMOCIÓN**	**SOLICITUD**	**CIERRE**
D	E	S	C
«Sé que estáis a tope».	«Me gustaría aliviaros un poco».	«Puedo llevar cuatro táperes y dejarlos en la puerta a las seis».	«¿Os va bien? ¿U os ayudo con otra cosa?».
«Veo que necesitas parar diez minutos».	«Debes de estar agotada».	«Ahora estoy libre y me puedo quedar aquí mientras te duchas».	«¿Te apetece? ¿O prefieres charlar?».

De todos modos, te dejo algunas preguntas formuladas más cortas y sencillas para que no siempre tengas que darle tantas vueltas:

- «El jueves te dejo sopa y pasta en la puerta a las siete. ¿Vale?».
- «¿Te acerco agua/caldo y te coloco el cojín ahora?».
- «¿Os va bien una visita corta de treinta minutos sin coger al bebé y llevando comida?».
- «Si hoy no va bien, dejo la comida y no subo».
- «Estamos abiertos a cambios de última hora, si al final no podemos subir a veros, aprovechamos y damos una vuelta para volver a casa».

Por otro lado, aquí van algunas de las frases que debemos evitar a toda costa cuando queremos ayudar y estar presentes:

Tip (semáforo de respuestas): Tienes luz verde si te responden «¡Gracias!». Entonces confirma y cumple. Ámbar: «No hace falta...». Ofrece algo más concreto y corto. Rojo: «Ahora no, por favor». Responde: «Vale, aquí estoy cuando digáis» y retírate sin ofenderte.

- «Si necesitáis algo, nos avisáis». En alguna ocasión es buena idea dejar este margen de actuación, pero por norma general hace que la carga mental recaiga en la familia que necesita ayuda. Ofrece o verbaliza cómo quieres y puedes ayudar para no ser alguien de quien se tienen que encargar.
- «Paso a ver al bebé». Está claro que quieres verlo, pero eso responde a tu deseo, no a la necesidad de la familia. ¿Vienes a ver al bebé o a ser manos y mente que ayudan?

- «Quizá le pasa...» o «has probado...» o «yo creo que tiene...». Los consejos o las sugerencias no pedidas no ayudan casi nunca.
- Y recuerda: visitas cortas (a no ser que te pidan que te quedes), no cambies las cosas de sitio, evita portar perfumes u olor a tabaco y pon el móvil en silencio. El bebé necesita calma.

En definitiva, asertividad no es insistir; es **ofrecer alivio** con **claridad** y **respeto**. Pregunta **bien** (sé concreto, breve y pide permiso) y la familia podrá decir **sí** sin esfuerzo... o **no** sin culpa.

Acciones que alivian

Te propongo un listado de acciones que puede que ayuden a la familia. En este momento es muy importante que tengas claro a qué círculo perteneces y cómo son ellos. Por ejemplo, en mi casa en particular jamás nadie pone lavadoras ni dobla la ropa porque Miguel tiene una forma muy particular de hacerlo y le gusta que siempre esté del mismo modo. Por tanto, aunque yo te lo pongo en la siguiente lista, en mi casa esto no ayuda. Ten presente que son ideas que, a mi parecer, resultan estándar, pero hay que adaptarlas a la realidad de cada familia. Y recuerda que, si dudas, lo mejor es preguntar.

- Lleva **comida real** (sin procesados): sopas, guisos, proteínas al horno, fruta cortada.
- Arregla la ropa poniendo **lavadoras y doblando/colocando** cada cosa en su lugar (sin reorganizarles la casa).
- Un repaso al **baño o la cocina** exprés (unos veinte o treinta minutos).
- Pasa por la **farmacia o haz recados** (compra pañales, compresas posparto, gasas, crema).
- Recoge o encárgate de los **paquetes** (en tu casa para que no suene el timbre constantemente).
- **Pasea al perro o acompaña al hermano mayor** para liberar ruido y energía.
- **Guarda la siesta.** Filtra las llamadas o las visitas durante sesenta o noventa minutos para que mamá duerma.
- Sé el **chófer** para acudir a las citas (pediatra, matrona) si lo piden.
- Durante la visita empieza por la tarea y no por coger al bebé. Si lo haces, que sea sentado, breve y siempre con permiso.

Checklist exprés

Antes de ir, asegurarme de que:
- ☐ Estoy sano y con las manos limpias.
- ☐ Llevo comida o he cumplido con la tarea asignada.
- ☐ Pregunté el horario y tiempo estimado de duración de la visita.

- [ ] No llevo perfume y sí ropa limpia.
- [ ] Pongo el teléfono en silencio.

Al salir, dejo:

- [ ] Cocina y baño recogidos en veinte o treinta minutos.
- [ ] Cubo de basura vacío si estaba lleno.
- [ ] Dicha la próxima ayuda ofrecida («Te dejo algo de sopa el martes»).
- [ ] Mensaje de cierre: «Gracias por abrirme, aquí estoy para lo que necesitéis».

Acompañar no es brillar, sino sostener. Si dudas, pregunta; si te dicen que no, respeta; si te necesitan, cumple. Tu presencia puede ser un gran alivio para ellos si cumples tu parte con cuidado.

V

¿Y YO DÓNDE QUEDO?

Es importante que entendamos que la llegada de un bebé cambia todo el sistema familiar y las dinámicas de grupo. Básicamente, siempre que entra un individuo nuevo en un grupo se producen cambios y, aunque todos sabemos que «los niños traen alegría», es posible que a ti no te apetezca la movida de tener que reencontrar tu lugar intrafamiliar o en el grupo de amigos. Y eso no te hace egoísta, te reconoce como humano que siente.

Para hallar un equilibrio, que es a lo que tendemos los humanos, debemos encajar las piezas de un puzle con la realidad que nos rodea y para ello la clave está en aceptar el papel que te corresponde.

Así que, ¿cuál es tu papel? Si eres...

- Mamá, ve al apartado que encontrarás a continuación.
- La pareja, dirígete a la página 118.
- Uno de los abuelos, lee el apartado de la página 127.
- Uno de los tíos, ve a la página 133.
- Un amigo, acude al apartado de la página 138.

Mamá

Que no te engañen, ser madre es una aventura fascinante, pero no sabrás qué tipo de maternidad encarnas hasta que te veas en la movida. Puedes decidir hacia dónde enfocarte, tus valores, tus ideas e incluso puedes empezar a construir en tu cabeza cómo será tu vida. Pero hasta que no conozcas a tu bebé y entiendas tus necesidades y las suyas, será muy difícil encontrar tu lugar o ese ansiado equilibrio entre lo que quieres y lo que necesitas.

¿Qué queremos muchas madres? Marca con un visto a la izquierda aquellas opciones que encajan con tus objetivos:

Ser madres presentes.
Criar con amor.
Vernos guapas.
Ir al gimnasio.
Tener vida social.
Cocinar recetas chulísimas que hemos guardado en Instragram.
Practicar una vida lenta sin ansiedad (*slowliving*).
Realizarnos laboralmente.
Preparar actividades para los peques.
Tener una preciosa y práctica zona de juegos.
Decorar la casa según la época del año.
Pasar tiempo con la pareja.

¿Qué necesitamos muchas otras? Añade una marca de visto a la izquierda en las que crees que necesitas o encajan con tu situación:

Desconectar un rato de ejercer como madres.
Descansar sin pensar en todo lo que hay que hacer.
Dormir sin tener un ojo abierto para asegurarnos de que el bebé respira.
Sentirnos guapas de verdad.
Independencia económica.
Crecer laboralmente.
Higiene personal de calidad.
Orden en casa para sentir que es un hogar.
Hablar sin que nos interrumpan.
Reconectar con nuestra pareja.

Ahora señala todas aquellas cosas que son incompatibles de alcanzar al mismo tiempo.

Por ejemplo, la exigencia no te hará mejor madre ni pareja ni amiga. Es imposible conseguir todo lo que nos encantaría porque el día solo tiene veinticuatro horas. Así pues, durante un tiempo hay que tantear el equilibrio en el espacio-tiempo y revisar las prioridades. Al principio el peque se llevará toda la atención, pero poco a poco encontrarás más espacio para ti, hasta que al final se vaya de casa (o eso me han dicho, mis hijas aún viven conmigo).

Los primeros tres meses de vida de un bebé todo es mamá. Según cómo seáis madre e hijo, esta fase puede durar más o menos. En mi experiencia personal, que no tiene que ser la tuya, esta etapa se prolongó hasta los seis meses. Casi todo el primer año estuvimos pegadas como con chicle. Después, yo sentí la necesidad de separarme hasta que, un buen día, ya éramos capaces de pasar horas la una sin la otra.

Este equilibrio resulta complejo y para mí no ha sido fácil. Me he sentido juzgada y criticada por la mayoría de las decisiones que he tomado, porque, por algún motivo que desconozco, la maternidad es un papel sobre el que todo el mundo opina. Y, en general, sin empatía ni elegancia alguna. Es *heavy*.

Así que, durante una época, los mantras que me han acompañado son «llegamos a lo que llegamos» y «todo pasa».

La pareja

Eres importante. Mamá te necesita y, aunque ahora esté viviendo un periodo de cambio físico, psicológico y estructural, tú eres imprescindible en su vida. Casi todo el libro está enfocado en todo aquello que necesitas saber para acompañar a mamá. Pero ¿dónde quedas tú?

Vuelvo a repetírtelo: MAMÁ TE NECESITA. Y tú eres una de las personas más importantes de su vida.

Recordatorio:
Dicen que el amor romántico dura unos dos años, después ya es cosecha vuestra.

En estos próximos meses tienes que recordarte que el amor es algo que hay que trabajar. Ese que surge y permanece inmutable solo lo han vivido Blancanieves y sus amigas de Disney. Los demás tenemos que creer en un proyecto de vida con esa persona y forjarlo cada día con ilusión, paciencia y mucha comunicación.

Así pues, démosle al amor el lugar que merece.

El amor

Encontrar tu sitio en una estructura tan hermética como lo es la formada por mamá y el bebé resulta complicado, pero debes saber que únicamente tú tienes la clave para entrar.

¿Y cómo penetro en una burbuja tan hermética? Con mucho amor y algo de asertividad y tacto. Mamá está en pleno posparto y es posible que se sienta frágil y vulnerable. Lo que necesita es que la quieran, la cuiden y la escuchen. A continuación, te daré las claves para que pases a formar parte de esa burbuja, pero tienes que ayudarme, porqué yo no conozco a tu pareja.

Vamos a ello.

Lo primero que necesitamos saber es cómo expresas tú el amor y cómo lo percibe ella. Es decir, hablaremos de los cinco lenguajes del amor (Gary Chapman, 1992), que no es una ciencia exacta, pero nos sirve como brújula a la hora de ponerlo en práctica. Para ello, marca, en primer lugar, con cuál de estas situaciones te sentirías más querido/a:

1	Llegas a casa cansado/a de trabajar y tu pareja, mientras te mira a los ojos, te recita un poema precioso sobre todo lo que ha aprendido de ti desde que os conocisteis.	Palabras
2	Tu pareja te ha venido a buscar al trabajo (sabiendo que no tenías nada que hacer) y te propone volver a casa andando juntos mientras charláis. Además, paráis a merendar en ese sitio que os encanta para aprovechar la tarde, solos y con calma (y también sin prisa, porque la cena está hecha).	Tiempo de calidad
3	Hace tiempo que estás pensando si comprarte esa chaqueta que te vuelve loco/a, pero que se va un poco de presupuesto. Llegas a casa de trabajar y, sin previo aviso ni siendo un día señalado, ¡PUM! Ahí está el mejor paquete que podrías recibir: la chaqueta. ¡Menudo regalo!	Regalos
4	Las tareas de casa están divididas y (casi) siempre cumples las tuyas. Estas semanas no paras por casa y se te come el estrés de todo lo que hay que hacer. Además, sabes que estás llegando tarde y hoy te encargabas tú de la cena, que no has comprado (siempre se puede pedir sushi) y para colmo los pantalones que necesitas para mañana todavía no los has puesto para lavar. Cuando entras por la puerta, ¡SORPRESA! Tus tareas están hechas; los pantalones, limpios; la cena, en curso, y tu pareja te espera con una sonrisa y te dice «Hoy lo he hecho yo, sé que estos días estás más estresado/a de lo normal».	Actos de servicio
5	Has tenido un día horrible y llegas a casa hecho/a un drama. No sabes ni por dónde empezar a explicar todo lo que te ha pasado. Tu pareja lo detecta, viene directa hacia ti y te abraza. Este abrazo cálido y reparador te recuerda que ese es tu lugar seguro. Te mira a los ojos mientras te coge por los hombros y te da un beso tierno y sencillo. El agobio desaparece y empiezas a contar con calma todo lo que te ha pasado al tiempo que tu pareja te acaricia.	Contacto físico

Y ahora hazle el test a mamá para saber cómo recibe ella el amor. Si crees que la conoces lo suficiente, lo puedes hacer tú por ella y, si dudas entre varias respuestas, recuerda que no hay una única opción correcta.

Una vez sepamos cómo mamá recibe amor, abordemos un plan de actuación para que se sienta querida e importante. Te ayudará esta afirmación: «No necesitas estar bien para que me quede contigo. Te quiero».

Si has elegido la primera opción

En este caso, tu forma de recibir amor es mediante las **palabras**. ¿Y qué significa eso? Pues que sientes amor cuando te lo dicen.

Las claves durante el posparto serán concreción, frecuencia y coherencia con actos. Si la manera de recibir amor de tu pareja es esta, aquí te dejo algunas ideas:

- Escríbele una pequeña nota cada mañana junto con su primer café/té: «Confía en ti», «Tú puedes», «Eres la mejor madre para nuestro hijo»... (Si te quedas sin ideas, busca en Google «palabras de afirmación para mamá»).
- Exprésale cada día algo que te enamoró de ella: cuando os conocisteis, el vestido que se puso en la fiesta de su amiga, la anécdota que te contó tan divertida...
- Entrégale una foto en la que salgáis y escribe por detrás por qué has elegido ese momento.

- Crea poemas o rimas de cosas que os unan. No tiene por qué ser todo superromántico. Yo, por ejemplo, soy de las que se enamoran de un toque de humor.
- Recopila cartas de amigos y familiares que compartan por qué creen que es una gran mamá. Esto lo puedes hacer cada vez que venga alguien a conocer al bebé (como si firmaran un libro de visitas). ¡Y si quieres currártelo aún más, puedes añadir fotos o capturas de wasaps!

Si has elegido la segunda opción

Tu forma de recibir amor es mediante el **tiempo de calidad,** y eso significa sentirse amado cuando **estáis presentes,** sin pantallas ni prisas.

La clave en el posparto serán los micromomentos reales, sin resultados. Si la manera de recibir amor de tu pareja es esta, aquí te dejo algunas ideas:

- «Guardia siesta»: durante sesenta o noventa minutos tú filtras todo y ella duerme sin interrupciones.
- Paseo lento con el bebé porteado y charla breve sin resolver nada.
- «Vente al balcón diez minutos con tu bebida favorita. Yo me quedo con el peque».
- «Túnel antifugas»: quince minutos cara a cara con los móviles en modo avión, solo para escucharos el uno al otro.

- Cita de sofá con manta: veis juntos un capítulo corto; si el bebé llora, no te frustras, lo pones en pausa y seguís al día siguiente.

Frase estándar: «¿Prefieres quince minutos ahora o veinte después de la toma? Yo organizo todo para que sea posible».

Si has elegido la tercera opción

Esta forma de recibir amor es mediante el **regalo**, y eso implica sentir amor a través de obsequios con significado.

Las claves en el posparto serán ser útil, el simbolismo y disminuir la carga mental. Si la manera de recibir amor de tu pareja es esta, aquí te dejo algunas ideas:

- Cesta de supervivencia: pinza/gomas de pelo, bálsamo de labios, barritas energéticas, cargador de móvil de cable largo, botella con pajita.
- Bonos con fecha: masaje en casa, limpieza extra, comida favorita ya encargada.
- Imprimir una foto del bebé con un marco sencillo y una nota tuya.
- Suscripción a comida de calidad una o dos veces por semana.
- Prepara el desayuno y preséntalo como un regalo (con flores y todo).

Frase estándar: «Hoy no cocinas: te llega sopa y pollo al horno a las siete. Ya está pagado».

Si has elegido la cuarta opción

Esta forma de recibir amor es a través de **actos de servicio**, y eso significa que el amor se percibe en acciones que quitan peso.

Las claves en el posparto serán ser autosuficiente (que no te tengan que dirigir) y constante y no esperar una medalla por ello. Si la manera de recibir amor de tu pareja es esta, aquí te dejo algunas ideas:

- Conviértete en una agenda de citas médicas, asistencia a la farmacia, cambios de pañales, cuándo hay que lavar tetinas/biberones.
- Transforma tu casa para que sea un espacio cómodo: dispón un cambiador en una superficie alta; prepara una estación de lactancia con cojines, agua y snacks.
- Prepara comidas de verdad (sopas, cosas al horno, fruta cortada). Nada de «¿Qué quieres cenar?», decide tú según sus gustos.
- Encárgate de la ropa: lavadora, secado y colocación sin reorganizar sus espacios.
- Protocolo de visitas: comunicas límite, tiempos y normas.

Frase estándar: «Hoy yo me ocupo de todo: compras, cocina y visitas. Tú cuidas al bebé y descansas lo que puedas».

Si has elegido la quinta opción

Esta forma de recibir amor es mediante el **contacto físico**, y eso significa que el amor se traduce en abrazos, contacto y cercanía.

Las claves en posparto serán el consentimiento, la delicadeza y la comodidad del cuerpo en recuperación. Si la manera de recibir amor de tu pareja es esta, aquí te dejo algunas ideas:

- Abrazo de aterrizaje una vez al día: veinte o treinta minutos dedicados a respirar juntos.
- Masaje suave de pies/cuello con aceite, consultando si la presión y la duración son las deseadas.
- Dormir de la mano, espalda con espalda o buscar los pies en la cama si hay cicatrices o sensibilidades que impidan otra cosa.
- Piel con piel pareja-bebé a diario (aunque sean cinco minutos).
- Intimidad sexual sin guion: besos, caricias, ternura sin expectativas.

Frase estándar: «¿Te abrazo treinta segundos, te masajeo los pies cinco minutos o te dejo dormir y vuelvo luego?».

Antes de terminar el capítulo quiero mencionarte los errores más comunes y cómo evitarlos, porque no necesitas ser perfecto/a, pero sí estar presente.

ERROR	MEJORA
Dar lo que a ti te gustaría recibir.	Como has visto, una cosa es cómo percibimos nosotros el amor y otra las personas que nos rodean. Encuentra cómo lo percibe mamá para poder mimarla como ella necesita.
Pedir instrucciones para cada cosa.	Estudia las rutinas y las formas de vivir de mamá para ser autónomo y poder adelantarte a sus necesidades. Eso es formar equipo.
Buscar el reconocimiento.	Cuando nos movemos para encontrar la validación externa olvidamos el objetivo que tenemos: aliviar a la persona. Recuerda que esto no va de buscar el aplauso.
«Anímate» o «Si todas han podido...».	Valida a mamá con lo que sienta. Que esté cansada, enfadada o contenta no significa que quiera más o menos a su hijo. Ofrécele ayuda concreta.
Confundir contacto con sexo.	Durante el posparto, sobre todo el inmediato, es importante priorizar la ternura y la seguridad corporal. La sexualidad tiene su tiempo.

Y si ves que todo está en orden, pero no sabes muy bien cómo mejorar, siempre puedes preguntarle: «¿Qué te ha hecho sentir más querida esta semana?», «¿Qué te ha sobrado o pesado?», «¿Qué puedo cambiar para que la próxima semana te resulte más ligera?».

Expresa tu amor con palabras, tiempo, detalles, acciones y contacto con permiso. Ahí está tu sitio en la burbuja: eres abrigo, puente y parte del equipo.

Los abuelos

Ser abuelo no es fácil. Bienvenido a uno de los momentos más autocríticos de tu vida. Ser abuelo es una reflexión y crítica constante sobre cómo has criado tú a tus hijos. En este camino verás que tus hijos repiten muchas cosas que tú has hecho, pero muchas otras las rechazarán e incluso juzgarán.

Eso no significa que como padre o madre lo hicieras mal (ni mucho menos), es más algo relacionado con la tendencia de la corriente educativa que se lleve en el momento, con el acceso a la información más actualizada o simplemente con parte de la evolución de la especie humana: cuestionarnos de dónde venimos para ser críticos con ello y tener la opción de mejorar.

El mayor duelo de ser abuelo (si no lo has pasado ya) es entender que tu hijo/a está construyendo su propia familia. Tú eres su familia de origen y siempre lo serás, pero ahora ha decidido embarcarse en la aventura de crear la suya propia y lo lógico es que cuide y priorice la familia que está formando.

¡Menudo papelón! Te juzgan como padre/madre, te cambian por la familia que ellos crean y encima te tienes que adaptar. Ya te he dicho que ser abuelo/a no era fácil.

¿Y cuál es mi lugar?, te preguntarás. Como hemos comentado antes, lo ideal es alcanzar un equilibrio entre el abuelo/a que tú quieres ser y el que tu hijo/a necesita en su nuevo sistema familiar. Para ello, debemos analizar dos puntos claves: la introspección y la comunicación.

Introspección

La **primera pregunta** que me haría es qué tipo de abuelo quiero ser. Te ayudo con las siguientes preguntas:

- ¿Qué relación te gustaría tener con tu nieto? La respuesta puede ser una relación próxima, un poco más lejana...
- ¿Qué relación te gustaría tener con sus padres?
- ¿Cómo te gustaría implicarte en su día a día? Verlo todos los días, visitarlo dos veces a la semana...
- ¿Cuánto estás dispuesto a cambiar de tu vida? Tal vez quieras adaptarte siempre que no tengas vacaciones o viajes concertados o puede que sientas que tienes tu vida ya hecha, así que prefieres que acudan los domingos a comer en tu casa.
- ¿Qué te gustaría comprarle?
- ¿Qué fiestas te gustaría compartir? Navidad, Reyes, cumpleaños, fin de año, tu propio cumple...
- ¿A qué sitios te gustaría ir?
- ¿Cómo te gustaría implicarte en su aprendizaje?

Una vez hayas contestado a estas preguntas podrás empezar a materializar el tipo de abuelo que te gustaría ser, pero sin tener en cuenta lo que quieren sus padres. Ahora, sin embargo, llega el momento de plantearse la **segunda pregunta**: ¿qué tipo de abuelo esperan que seas?

¿Son compatibles las versiones del abuelo que quieres ser y el que ellos quieren o necesitan? Porque si el abuelo que imaginas no encaja con el modelo de la nueva familia, tienes un problema entre manos. Pero, no te preocupes, nada que no se pueda solucionar con comunicación asertiva.

Debes ser franco con el tipo de relación que tienes actualmente con tus hijos y no pretender grandes cambios de un día para otro. Pongamos el ejemplo que os veis una vez al mes para comer durante menos de dos horas. Si de golpe apareces cada día en su casa, a tu hijo/a le chocará.

En este sentido, querer ser «el mejor abuelo» para reparar lo que no hiciste como padre/madre también puede sorprender a los hijos. Si no has estado demasiado en sus vidas o tu forma de estar ha sido intermitente, no busques ahora involucrarte en la nueva familia de un día para otro.

En ocasiones también se produce el caso contrario, padres/madres que al convertirse en abuelos se han sentido apartados y cuya relación con sus hijos se ha enfriado tras la llegada del bebé.

Todas estas opciones, por supuesto, pueden cambiar, pero tiene que ser algo progresivo, orgánico y con mucha comunicación.

Te describo dos situaciones:

• «Quiero ser un abuelo presente y cuidar a este bebé». • Al mismo tiempo «mi nuera o mi hija quiere ser una madre presente y cuidar a su bebé». • Y eso puede derivar en «Soy el abuelo y no estoy cuidando a este bebé tanto como me gustaría porqué siempre está con sus padres».	• Ante esta situación es habitual sentirse frustrado y decepcionado, porque se generaron unas expectativas que no se están cumpliendo y que resultan dolorosas. • Te toca entender que no es tu hijo, sino tu nieto, y que puedes cuidarlo de muchas otras formas que no sean tenerlo en brazos. Por ejemplo, al velar por el bienestar físico y mental de sus padres estás cuidando el entorno en el que crece. • Además, estás convirtiéndote en una persona en la que sus padres pueden confiar y a quien acudir, así que la primera persona a la que llamarán para quedarse con el peque en un futuro serás tú.
• «Me encantará que mis padres vayan a recoger a los niños al colegio todos los miércoles y tener así la tarde para ir a comprar». • Al mismo tiempo «mis padres quieren apuntarse al inserso con un grupo de amigos y viajar en temporada baja para aprovechar que están jubilados».	• Ante esta situación los abuelos no están todo lo presentes que a su hijo/a les gustaría por falta de comunicación. • Será mucho más sano por tu parte dejar claro que a tus nietos los querrás con locura, pero que tú ya has criado a tus hijos y ahora quieres disfrutar de tu tiempo. • Cuéntales tus planes de viajar y cómo huyes de este compromiso que te ata todos los días a la rutina. • A su vez, puedes ofrecer un calendario de disponibilidad para que cuenten contigo cuando estés.

Como estas, hay millones de casuísticas que pueden convertirse en tema de debate familiar. El mejor regalo que os haréis será sentaros y hablar.

A veces es mucho más sencillo preguntar qué necesita el otro que tratar de deducir qué piensa. De este modo, evitarás conflictos, algo primordial en la primera etapa del posparto.

Aunque los padres no tienen por qué elegir qué tipo de abuelo tienes que ser tú, sí es importante que prevengas todos los malentendidos que puedas sobre lo que se espera de ti o lo que tú esperas de ellos.

Al final, crear expectativas por una mala comunicación o dar por hecho cuál es tu rol es el problema más común que se produce en las relaciones intrafamiliares y, a su vez, el más dañino a largo plazo. Así pues, me he tomado la libertad de establecer aquellos principios que considero que cuidan el vínculo:

Respeta el nuevo sistema familiar.	La pareja y el bebé son el núcleo; tú eres la red que sostiene.
Pide permiso antes de opinar o actuar.	«¿Queréis que os diga lo que pienso o preferís que solo escuche?».
Habla en primera persona.	Evita los «siempre», «nunca» y el «tú deberías».
Ofrece ayuda concreta y breve.	Quita carga mental: «El jueves dejo comida a las siete. ¿Vale?».
Acata sus normas con el bebé.	Aunque no sean las tuyas. Intervén sin permiso solo ante situaciones que pongan en riesgo su seguridad.

Sé consistente.	Cumple lo que prometes. Mantén tus límites.
Semáforo de respuestas.	Verde: «¡Gracias!» → confirma y cumple. Ámbar: «No hace falta...» → ofrece algo más concreto/corto. Rojo: «Ahora no» → «Perfecto, aquí estaré cuando digáis».

También te ofrezco un guion para situaciones típicas que espero que te sea de ayuda:

Ofrecer ayuda sin invadir.	«Quiero estar cerca sin molestar. En un rato os pregunto cómo ha ido el pediatra, ¿os viene bien?». «Esta semana me encargo de ir a la farmacia y comprar pañales. ¿Algo más que necesitéis?».
Poner tus límites con cariño.	«Me encanta cuidaros y también quiero mantener mis planes de viajes. Puedo cada miércoles y un sábado alterno. ¿Os sirve si lo ponemos en un calendario compartido?».
Visitas al bebé flexibles y con permiso.	«¿Preferís videollamada o una visita de veinte minutos sin coger al bebé? Puedo llevar comida y luego irme».
Consejos y opiniones.	«Tengo una experiencia distinta. ¿Queréis que la comparta o preferís que solo escuche?». Si dicen que no: «Perfecto. Confío en vosotros. Si cambiáis de opinión, aquí estoy».
Redes sociales y fotos.	«¿Tenéis alguna norma sobre hacerle fotos al bebé? No publicaré ni compartiré nada sin vuestro consentimiento».
Desacuerdos.	«Entiendo que habéis elegido X. Aunque yo lo haría distinto, seguiré vuestra pauta. Si me pierdo en algo, ponedme por escrito las instrucciones».
Seguridad (excepción para intervenir).	«Os aviso porque es una cuestión de seguridad: el arnés del coche debe ir así. ¿Queréis que os mande el enlace de la DGT y lo revisamos juntos?».

Agotamiento.	«Me hace muy feliz ser abuelo. Y también necesito ritmo propio. Puedo dos tardes por semana; el resto estaré fuera. Prefiero decirlo claro para que contéis conmigo de verdad».
Sentirte desplazado.	«A veces me siento lejos y me da pena. No quiero presionar; ¿hay alguna forma de estar presente que os alivie?».
Conflictos en casa.	«En casa cenamos sin pantallas y tomamos dulce solo los domingos. Yo respeto vuestras normas cuando estoy en la vuestra, así que me gustaría que tuviéramos en cuenta esto en la mía».
Conversación de reparación (si hay heridas antiguas).	«Siento haber sido tan invasivo el otro día. Me importa nuestra relación y quiero hacerlo mejor. ¿Qué te ayudaría que cambie a partir de ahora?».

Te dejo aquí algunas frases para colgar en la nevera o en algún sitio visible:

- Pido permiso antes de opinar.
- Ofrecer ayuda concreta es mejor que un: «Avisad si me necesitáis».
- Con el bebé mandan sus normas.
- Intervengo sin permiso solo en casos en los que se ponga en peligro la seguridad del bebé.
- Mi amor no compite con sus límites.

Los tíos

A mi parecer, ser tío es lo mejor del mundo. Tienes todo «lo bueno» de tener a un bebé cerca, pero nadie te pide responsabilidad en nada. Estás cuando quieres y, cuando no, sigues con tu vida. Es maravilloso.

Sin embargo, a ti nadie te exime de buscar tu nuevo rol en la familia, porque cuando llega el peque, todo se reubica lo quieras o no.

Tu trabajo, pues, es entender que tu hermano/a también tendrá que reencontrarse y buscar su nuevo rol. Su vida va a cambiar por completo y es importante que dejes de verlo como a ese niño/a con el que creciste. Tu hermano/a ahora es un adulto que ha creado su propia familia. El cambio es simple.

> Tu objetivo no es ser imprescindible, sino confiable.

Cuando piensas en tu hermano/a es posible que te venga un adjetivo a la cabeza. Normalmente el primero que aparecerá será la etiqueta que lo acompaña desde siempre. Bien, pues ya no sirve, hay que soltarla. Es importante que a partir de ahora veas a tu hermano/a como lo que es hoy y no esperes que actúe o haga lo que hacía con quince o veinte años. Es una persona adulta que crea su familia con sus propios valores, límites y estilo de crianza. Por eso, es importante que aceptes sus decisiones, aunque no sean las mismas que tú elegirías o has elegido.

Hacerlo distinto no es un juicio a lo que tú decidirías o has decidido, constituye simplemente otra forma de operar. Así pues, que tu hermano/a decida de otro modo está bien y lo bonito de esto es poder acompañar esta etapa sin competir.

Frase estándar: «**Te miro como adulto. Quiero entender cómo queréis hacerlo y encajar con ello**».

Además, como ya he dicho, tu rol es de mis favoritos. No eres secundario, sino estratégico, porque llegas donde la pareja no alcanza sin ocupar el centro. Por si todavía tienes dudas, te he preparado una tabla que deje claro qué es o no procedente que hagas:

Sí te toca	No te toca
Aliviar la logística (comidas, recados, filtro de visitas).	Decidir sobre alimentación, sueño o crianza.
Sumar calma (cuidar silencios, tiempos y ritmos).	Opinar si no te preguntan.
Proteger límites que la familia pida (horarios de visita, uso del móvil).	Reorganizar la casa.
Escuchar sin juzgar ni comparar.	Subir fotos o contar cosas de la familia sin permiso.
Cuidar la red extensa (abuelos, primos, amigos) para que no recaiga en la pareja.	Forzar contacto físico con el bebé (besos o abrazos).

A su vez, es sano que te cuestiones cómo tu hermano/a hace las cosas en su casa y, si quieres formar parte de este nuevo núcleo (desde tu rol), es importante que preguntes. Aquí te dejo una miniplantilla para discrepar sin erosionar vuestra relación:

	Sí	En vez de:
Curiosidad antes que juicio.	«¿Qué os funciona por la noche?».	«Deberíais…».
Declaración de respeto.	«Aunque yo lo haría distinto, voy a seguir vuestro plan».	«Si a ti te sirve esto…».

De todos modos, si ves señales de riesgo de salud mental, violencia o descuidos graves, no opines, sino activa recursos y consulta con profesionales (véanse los indicadores de alerta en la página 101 y el capítulo sobre la depresión posparto).

Y ahora sí, ¿cómo puedes fomentar el vínculo con tu sobrino? Al principio (de los cero a los tres meses) puedes hablarle con voz suave, establecer el piel con piel (si los padres lo piden) o pasear con él en brazos. También puedes crear o buscar una canción que sea «vuestra» y cantarla siempre que os veáis.

De los tres a los nueve meses el bebé empezará a sonreír, a girarse e incluso a gatear. Tendrá curiosidad por explorar el mundo y, si la familia te deja, puede ser interesante ofrecer los primeros libros de tela o cuentos con imágenes reales.

De los nueve a los dieciocho meses te tocará estar con él en el suelo y acompañarlo en este mundo de exploración de todo lo que lo rodea. Habrá una época en la que el objetivo principal será que no se muera, pues parecen pequeños kamikazes poniendo a prueba su vida y tu estabilidad mental.

Y a partir de los dieciocho meses ya puedes ser el tío/a favorito/a, porque te reconocerá, podréis hacer planes juntos (si te dejan), compartir canciones, leer cuentos...

Enhorabuena. ¡Ser tío es genial!

Te dejo un minichecklist que puedes completar valorando tu desempeño como tío:

- Respeto sus decisiones, aunque yo lo haría distinto.
- Hago una tarea concreta y me voy a tiempo.
- No comparto nada (fotos/historias) sin permiso.
- Si dudo, pregunto; si se niegan, acepto; si necesitan algo, cumplo.

Y también algunas frases para tu nevera o que puedes poner en un lugar visible para recordarlas mejor:

- No vengo a opinar, sino a aligerar la carga.
- ¿Qué hace hoy más fácil vuestro día?
- ¿Os va bien una visita breve? Hago X y me voy.
- Respeto vuestro plan; yo me adapto.
- Si hoy es no, perfecto. Sigo aquí.

Ser tío en el posparto es un arte: bajar el volumen del mundo sin ocupar el escenario. Suelta la versión infantil de tu hermano/a, mira a la familia que nace y ofrece alivio con respeto. Así sí sumas.

Los amigos

Ser amigo de alguien que acaba de ser madre/padre es precioso..., pero también duele un poco. Esto ocurre porque la prioridad cambió y, por un tiempo, tú ya no serás lo primero. Eso no significa que te quiera menos, sino que su familia lo necesita más.

Este apartado está pensado para nombrar ese duelo y para ofrecerte caminos para seguir en contacto —de otra manera, a otro ritmo— sin invadir ni desaparecer.

Recuerda: no habéis dejado de ser amigos, estáis en otra fase.

El primer año tras la llegada del bebé es intenso, desordenado e imprevisible. Se vive como eterno, porque los días son parecidos. Al principio incluso los días y las noches podrían formar parte de la misma realidad. Los nuevos padres están aprendiendo a la vez que cuidan y su cerebro, cuerpo, agenda e intensidad se reordena.

A su vez, es posible que tú vivas el duelo silencioso que representa la pérdida de ese «amigo de siempre», y eso no te hace peor. Es válido sentir que hay cosas de la nueva realidad que no te gustan o que eches de menos planes o conversaciones.

Entonces ¿cómo puedes cuidar esta amistad?

Ritual mínimo	Un audio los domingos.	
	Un meme a mitad de semana.	
	Una foto antigua.	
Respuestas	«Es posible que conteste tarde o no conteste».	No es rechazo. Simplemente no llega a todo.
	«Es muy probable que no te coja las llamadas».	
Nuevos planes	Cuida el volumen de tu voz si el bebé está cerca.	
	Queda en espacios libres de humo o con más calma (cuidando a la mamá que acaba de parir).	
	Adaptados a su realidad y necesidades.	Con o sin bebé, más cortos, cerca de su casa...

Cuidar la relación también es cuidar lo que sientes tú. Así que, si algo te duele, nómbrale sin reproche. Te pongo un ejemplo: «Me alegro por ti y a la vez te echo de menos; me ayuda este plan corto cada semana». Esto te permitirá no sonar acusatorio ni hablar desde el «yo». Sin embargo, algo que debes tener en cuenta es que ahora no puedes pedirle la misma dedicación a vuestra relación, es decir, exigirle reciprocidad es algo que no podrá sostener.

El primer año es *heavy*, lo sé, pero esta situación no es para siempre. Tu presencia —clara, corta y concreta— puede ser la diferencia entre «me siento sola» y «tengo una red de apoyo».

Te dejo un pequeño checklist que puedes repasar antes de hacer una visita a los nuevos padres:

Antes

- ☐ Aviso hora y duración.
- ☐ Llevo las manos y la ropa limpias y no me echo perfume.
- ☐ Llego con la misión de cumplir una tarea (hacer la comida, poner una lavadora).

Durante

- ☐ Empiezo por la tarea, no por coger al bebé.
- ☐ Hablo bajito y pongo el móvil en silencio.

Al salir

- ☐ Saco la basura si el cubo estaba lleno.
- ☐ Ofrezco la próxima ayuda de forma concreta («El viernes te dejo una crema de verduras»).

VI

DEPRESIÓN POSPARTO

La depresión posparto es un problema de salud pública frecuente que afecta a una proporción considerable de madres en todo el mundo. Un metaanálisis global, que incluyó 565 estudios procedentes de ochenta países, estimó que la prevalencia mundial de la depresión posparto es del 17,22 por ciento (Wang *et al.*, 2021). Además, investigaciones recientes de los Centros para el Control y la Prevención de Enfermedades han mostrado que, entre los nueve y diez meses tras el parto, aproximadamente el 7,2 por ciento de las mujeres presenta síntomas depresivos, y que más de la mitad (57,4 por ciento) de ellas no los había manifestado antes entre los dos y seis meses posparto, lo que sugiere que los síntomas pueden emerger de forma tardía y subraya la importancia del seguimiento continuo más allá del periodo inmediato tras el nacimiento (Robbins *et al.*, 2023).

Tener depresión no equivale a ser débil, de hecho, es un problema de salud frecuente y tratable. Puede surgir en el embarazo y durante todo el primer año de posparto y sus síntomas son el ánimo bajo, anhedonia, culpa, irritabilidad, alteraciones del sueño y apetito, ansiedad, ideas de inutilidad o muerte y deterioro funcional.

No hay una única causa para que aparezca la depresión. Interactúan la biología, el sueño, la carga mental y el contexto psicosocial. Aunque muchas veces se asocia con complicaciones obstétricas (parto prematuro, UCI...), se asegura que los cambios neuroendocrinos bruscos tras el parto, la falta de descanso prolongado (ya que el sueño es muy fragmentado) y la falta de apoyo del contexto social son elementos detonadores.

Tras el parto, en tan solo unos días, caen los niveles de estrógeno, progesterona y alopregnanolona (un «primo» de la progesterona que calma el cerebro modulando los receptores GABA-A). En algunas mujeres, el sistema GABA no se reajusta bien, lo que facilita el cuadro depresivo/ansioso. A su vez, el «termostato» del cortisol se desregula en algunas madres y produce ánimo bajo, ansiedad e irritabilidad. Además, se observan cambios en redes de recompensa/motivación (dopamina), que pueden contribuir a la anhedonia y la fatiga. Es decir, el cerebro se reconfigura durante el posparto para cuidar del bebé, pero cuando se juntan caída hormonal, sueño roto y estrés sostenido, algunas redes «se quedan sin gasolina». No es cuestión de «echarle ganas», es neurobiología y un contexto que no ayuda.

La depresión no «se pasa» sola. La persona que la vive necesita ayuda y tú se la puedes facilitar. Para ello, debéis tener claro que es necesario consultar con especialistas para poder «salir» y volver a ser feliz. ¿En qué casos es imprescindible consultar con un profesional?

Consulta con la matrona o un médico	Tristeza	Constante durante dos semanas y empeora o causa interferencias con el cuidado del bebé
	Ansiedad	
	Irritabilidad	
	Culpa intensa	
	Sensación de inutilidad	
	Fatiga extrema persistente	
	Pensamientos intrusivos que angustian	
	Dificultad para vincularse con el bebé	
Urgencia (buscar atención inmediata)	Ideación suicida o de autolesión	
	Pensamientos de dañar al bebé	
	Síntomas de psicosis posparto	Confusión
		Alucinaciones/delirios
		Insomnio grave
		Ánimo muy alto o muy bajo
		Conductas extrañas

Te dejo algunas frases que como acompañante te ayudarán a conectar y apoyar a la mamá:

- «Te creo. No tienes que estar bien para que esté contigo».
- «Esto es frecuente y se trata. Vamos a pedir ayuda juntos/as».
- «¿Qué te haría el día de hoy más llevadero? Yo me encargo».

Evitar frases como «anímate», «otras pueden», «disfruta, que se pasa volando», «debes dar pecho/dormir/comer así» si no nos han pedido nuestra opinión.

La depresión posparto es mucho más que estar triste. Se trata de una experiencia compleja, profunda y a veces invisible.

A continuación, te comparto historias reales de cinco madres que han querido abrir su corazón y poner palabras a lo que vivieron.

Tu experiencia será distinta, porque ninguna vivencia es igual a otra. No todas las mujeres desarrollan una depresión posparto. Pero sí es común que, durante un tiempo, la felicidad se vuelva más difícil de sentir. Y es ahí cuando el acompañamiento puede marcar la diferencia.

En definitiva, tu papel como acompañante, tus conocimientos, tu bienestar y tu capacidad de detectar y resolver son fundamentales.

Tu luz puede guiarla, incluso cuando todo está oscuro.

Ana

Sentada en un banco de Garrucha, Ana notó otra vez el pie de su hijo desde dentro de su vientre. Faltaban muy pocos días para poder verle la cara por primera vez, y dejaría de estar embarazada. Por aquel entonces le sabía un poco mal cerrar una etapa que estaba siendo perfecta, pero a su vez no podía tener más ganas de sostenerlo entre sus brazos.

Como todas las mañanas, se hizo su tostada sin gluten acompañada de un café y de su último libro de preparación al parto. Como muchas embarazadas, había leído bastante sobre el embarazo, el parto y los cuidados del bebé, y sentía que tenía el control de todo lo que podía pasar.

Los días transcurrieron con tranquilidad y llegó el parto.

Ana tuvo un parto respetado, cuidado y rápido, de esos que aparecen en los cuentos de hadas. Sin epidural, con mucho mimo y apoyo. Ese mismo día, en el hospital, como buena extremeña, cenó un bocadillo de embutido ibérico y pasó la noche sin quitarle el ojo de encima a su hijo: atendiendo su llanto, observando sus manos, instaurando la lactancia y compartiendo la experiencia con su pareja.

A los dos días les dieron el alta a Ana y al bebé, y juntos, como una familia, se fueron a casa. Ana lo tenía todo listo y estaba rodeada de cuanto necesitaba. ¿Qué podía salir mal?

La segunda noche, Ana acudió a urgencias impulsada por el pánico y la necesidad de descansar.

Después de cinco días sin dormir, su cabeza y su cuerpo no podían más. Se separó de su hijo por primera vez en su vida para ir al hospital. Su madre, que era abuela por primera vez, cuidó con sus brazos a su nieto como antaño hizo con su hija, pero, aun así, la separación fue dolorosa para ambos.

Al llegar, el médico de guardia le inyectó diazepam en vena y, para sorpresa de todos, no hizo efecto. Esa misma noche Ana volvió a urgencias dos veces más, desesperada y llorando sin parar. La última vez que entró por la puerta del hospital consiguió la receta de un somnífero que sí funcionó, pero que la obligó a dejar la lactancia, ya que no era compatible con dicha medicación.

Ana consiguió dormir de la mano del lorazepam y, por decisión propia, no retomó la lactancia materna. Con la medicación mejoró la ansiedad, pero no la tristeza ni esa sensación de vivir dentro de un cuerpo que ya no reconocía, en una casa que sentía ajena, en una vida que de pronto parecía no ser la suya.

Impulsada por sus ganas de volver a ser feliz, inició la búsqueda de una psicóloga. Algo no estaba bien, no la dejaba avanzar ni disfrutar. En la primera sesión sintió que no conectaba con la terapeuta y decidió buscar otra opción. La segunda vez que entró en una consulta nueva lo hizo escéptica y sin demasiada motivación por la mala experiencia anterior. Pero esta vez la recibió Julieta, la psicóloga que marcaría un antes y un después, aunque el camino no sería fácil.

Una noche, en su habitación, Ana sintió que algo dentro de sí misma se desbordaba. El corazón le empezó a latir con fuerza, tan rápido que parecía que se le saldría del cuerpo. En sus pulmones entraba el aire, pero no se llenaban, y la sensación de asfixia activó todas las alarmas en su cuerpo. Manos y piernas empezaron a sudar y a sentirse flojas, pero su pecho y su garganta experimentaban el efecto contrario: se apretaban. Notó enseguida que le sucedía algo grave y su mente desconectó del entorno. Su cabeza se llenó de pensamientos, cada uno más catastrófico que el anterior, hasta llegar a pensar en el suicidio. Ana estaba viviendo un ataque de pánico. De manera objetiva, no había peligro aparente, pero el miedo se instaló en su cuerpo y empezó a vivirlo como si fuera una amenaza inmediata de muerte. Cuando el estado de alarma empezó a bajar, llegó el cansancio. El cuerpo se sintió drenado, dejando un eco de miedo con un «¿Y si vuelve a pasar?».

Durante los dos primeros meses posparto, Ana volvió a vivir esto una vez más.

Con la ayuda de la psicóloga y de su pareja, que la acompañó siempre como pudo y supo en ese momento, pasadas ocho semanas Ana empezó a mejorar. Sentía menos ansiedad y era capaz de descansar más, pero seguía sintiéndose triste. Sin embargo, tras un nuevo ataque pareció que todo lo conseguido se derrumbaba, y volvió a necesitar ayuda para poder estar a solas con su hijo y dormir en su propia habitación.

En ese momento, Ana pensó que algo en ella se había roto. Antes trabajaba como informática felizmente desde casa, y soñaba con tener a su bebé, cuidarlo y crecer junto a él. Pero en ese momento se arrepentía de haber tomado la decisión de ser madre y vivía sumida en la pena de no poder ser feliz con su hijo en brazos. A su vez, sentía que había perdido la vida que tenía y se culpaba por todo lo que pensaba. Además, una fuerte presión la impulsaba a seguir aparentando normalidad.

Fueron su madre y su amiga Silvia quienes le recomendaron buscar ayuda psiquiátrica, ya que las visitas con Julieta eran semanales pero insuficientes. Así pues, un 28 de diciembre, Ana recibió un diagnóstico del psiquiatra: depresión posparto. Lejos de miedo, Ana sintió alivio al saber que se trataba de una etapa que pasaría. Comprendió que tenía algo sobre lo que empezar a trabajar para curarse, que su hijo era maravilloso y que ella quería ser madre, pero que no estaba bien en ese momento, aunque lo estaría algún día.

Ana, sentada otra vez en el sofá de su casa, donde todas las mañanas se tomaba sus tostadas sin gluten, sintió por primera vez esperanza. Lo que le estaba pasando era algo tratable y pasaría. Con la caja de antidepresivos en la mano, sonrió a su pareja incrédula. Su embarazo y su parto habían sido perfectos. Su hijo y su pareja eran perfectos.

A los seis meses le retiraron los antidepresivos, pero tuvo que pasar un año y medio para que Julieta le diera el alta.

Hoy Ana es una madre feliz que ya no siente tristeza. Es una de muchas madres que vivió la depresión posparto. Dos años después del nacimiento de su hijo no conoce el desencadenante de su depresión; simplemente, le tocó a ella.

Mientras columpia a su hijo en el parque, Ana mira a una embarazada que acaba de llegar. Quiere contarle todo lo que ha vivido y lo que le ha costado ser feliz con su nueva vida. Quiere decirle que se prepare para el posparto, y no solo para el parto. Quiere abrazarla y pedirle que cuente con ella para lo que necesite. En sus pensamientos, una voz le recuerda que no todos los pospartos son iguales y que su vivencia no tiene por qué ser la de los demás.

Ana abre la mochila y saca la merienda de su peque, que vuelve a gritar «¡Tengo hambre!», como si nadie lo alimentara nunca.

Un pensamiento la invade en ese momento: «Qué valiente fui al querer ser feliz contigo».

Alexia

Ser creativa era parte de la formación de Alexia. Crear una campaña de marketing para anunciar su embarazo quizá resultara demasiado ostentoso, pero tenía que ser original, ya que cuidar los detalles constituía una pieza de su esencia y se había convertido en su mejor afición. Llevaba cuatro semanas en reposo relativo y aún le quedaban unas pocas más por una amenaza de aborto.

A sus veinticinco años y con ganas de comerse el mundo, llegada la semana veinte de su embarazo, Alexia se dirigía hacia la ecografía de rigor con su pareja, feliz de estar viviendo aquello con lo que tanto había soñado: ser madre. Escucharon el latido de su hijo y una luz invisible de calma inundó cada uno de sus rincones. No obstante, a los pocos minutos el ginecólogo divisó un tumor calcificado en el riñón del bebé, y llegó la sombra.

Esa semana de impás para analizar los avances del tumor le parecieron años. En la sala de espera solo quería respuestas de lo que supondría en la vida de su hijo ese diagnóstico. Al entrar a la consulta, el ginecólogo la revisó y el diagnóstico fue una sorpresa para todos: «Fue un error médico, no hay tumor, sino una pequeña dilatación, pero nada grave». Ese diagnóstico abrió en la mente de Alexia la puerta de la duda y la desconfianza.

Poco a poco pasaron los meses y llegó el día del parto. Marc nació sano y fuerte en un parto bonito y respetado. Alexia se sentía la madre más fabulosa del mundo y todo transcurrió con la mano de Didac, su pareja, siempre a su lado.

Llegar a casa trajo paz a Alexia. En su hogar, su refugio en medio del campo, podría estar y ser con su recién formada familia de tres. Ahora les tocaba a ellos, como padres, tomar decisiones sobre lo que era mejor para su peque. Al vivir en el campo, estar en contacto con la naturaleza sería fácil, pero había que vigilar el viento porque podía ser perjudicial. También acotaron un horario de exposición al sol para que la piel de Marc no se dañara.

Una bonita costumbre que tenían era alimentar a los gatos silvestres que paseaban cerca de su casa. Pero desde la llegada del hospital se empezó a encargar exclusivamente Didac. Los gatos eran un foco de infecciones y enfermedades y Alexia comenzó a vivir esa rutina como una amenaza para el bienestar de Marc. Así pues, Didac, obligado por Alexia, tenía que ducharse y cambiarse de ropa cada vez que alimentaba a los felinos.

Alexia, por su parte, ilusionada y feliz con su bebé, pasaba horas mirando cómo este descansaba plácidamente.

Marc siempre durmió bien y la lactancia era un regalo que la vida les puso en bandeja. Pasaban muchas horas en casa porque salir a la calle se había convertido en una mala experiencia constante. Mientras observaba a su bebé, Alexia recordaba el último paseo por el parque, en el que un señor pasó muy cerca del carro y casi pegó a su bebé. En realidad nadie lo golpeó, pero ella imaginó esa opción. También barajó la idea de que el señor robara el carro con el niño dentro o se lo arrancara de los brazos.

Desde ese día, Alexia dejó de usar carrito y solo porteaba, por si acaso alguien quería dañar a su hijo. Así, dejó de salir a la calle por las múltiples amenazas que imaginaba su cabeza. Si lo pensaba con frialdad, esos miedos eran absurdos. ¿Quién en su sano juicio pegaría o secuestraría a un bebé que pasea con su madre?

Los días transcurrieron y lo que empezó como un miedo aislado derivó en obsesión. Alexia sentía que no podía soltar al peque por temor a ponerlo en riesgo. Dejó de ducharse durante días, de salir a comprar o de, simplemente, vivir.

Cuando intentaba hacer algo sin su hijo cerca, Alexia entraba en un estado de ansiedad terrible en el que sentía que se ahogaba, le dolía el pecho, se le entumecían las manos, le daban dolores de cabeza que la hacían creer que esta explotaría en cualquier momento. Y, sobre todo, tenía muchas ganas de llorar. De hecho, cada vez que se alejaba de él terminaba llorando desconsolada.

Hubo un momento clave en el que lo cotidiano se convirtió en insostenible. Los tres se dirigían a casa en el coche familiar cuando Marc empezó a llorar. Alexia, sumida en su desesperación pensando que algo grave le pasaba y sin escuchar las palabras de Didac, sacó al niño de la sillita, abrió la puerta del coche en marcha y salió corriendo hacia su casa. Por suerte, el coche iba lento y atravesaban un camino campestre.

Cuando Alexia se dio cuenta de lo que había hecho, lloró en brazos de su marido. El terror y la culpa de lo ocurrido pusieron foco en lo importante: necesitaba ayuda. Pero para ella, contar y reconocer lo que estaba pasando a alguien que no fuera de su entorno, era fracasar como madre, y no podía permitirse eso a sí misma. No obstante, obligada por su pareja, accedió a empezar terapia. Y sí, Alexia estaba viviendo una depresión posparto.

La terapia no resultó fácil, pero fue el mayor acto de amor hacia sí misma y hacia su familia. Lo primero que cambió fue su estado de alerta y dejó entrar en su vida la relajación. Mantener una comunicación fluida con Didac hizo que todo fuera más fácil. Alexia empezó a expresarse mucho más y él a escucharla. Didac tuvo que plantarse muchas veces y empujarla a salir, a ducharse escuchando música o a estar con ella en silencio, en calma los dos. Delegar fue una de las tareas más duras y bonitas que aprendió en terapia y, a su vez, empezar a confiar en que lo delegado nunca se haría justo como lo realizaría ella, y eso está bien.

Alexia comprendió que «la buena madre» no es aquella que está siempre. Que «una buena madre» también necesita cuidarse y mimarse; que podía ir a la peluquería, desayunar café en silencio o pasear sola.

Hoy, Alexia se toca la barriga y nota las patadas de su segundo hijo en el vientre. Sabe que un posparto distinto es posible gracias a todo lo que ha aprendido en este tiempo. Espera con ilusión vivir una maternidad mejor desde el principio, sin tantas expectativas y tantas exigencias hacia sí misma. Su promesa es que, si esta vez necesita ayuda, su bebé y su hijo mayor merecen que la pida mucho antes de llegar a límites tan extremos, porque pedir ayuda nunca es un fracaso.

Lourdes

Lourdes se enteró de que estaba embarazada el día de su boda, en 2021. El corazón se le desbordó ataviada con su vestido blanco, entre el confeti y las miradas emocionadas. Fue un shock dulce, inesperado y tembloroso. La pandemia originada por el COVID todavía restringía el día a día, y aquel hilo de vida crecía dentro de un mundo incierto.

A las diecinueve semanas tuvo que coger la baja por vómitos y náuseas severas. Su jefa se lo tomó mal y se lo dejó claro: «Estás embarazada, no enferma». Y esas palabras se le clavaron como un alfiler.

Desde entonces, su embarazo se volvió solitario. El miedo a contagiarse, a tener que pincharse heparina y a poner en riesgo al bebé la obligó a refugiarse en casa. Cada ecografía era un momento de pura angustia. Su formación como bióloga la llevaba a imaginarse escenarios completos, diagnósticos y probabilidades. Para aliviar la incertidumbre, leía horas y horas sobre lactancia y embarazo. Quería lactancia materna exclusiva. Quería hacerlo perfecto.

Llegó el día del parto. Con ilusión entregó su plan, tan cuidadosamente preparado... y casi se rieron de ella.

La trataron mal, la infantilizaron e invalidaron sus decisiones. Cuando dijo que no se encontraba bien, la matrona respondió: «Genial, parto vomitado, parto acabado». Intentaron maniobras ilegales, pero Lourdes supo negarse. Durante el expulsivo, le fracturaron el sacro, lo que le produjo un año entero de secuelas físicas y dolor para sentarse, moverse y sostener a su bebé.

Después de quince horas prácticamente solos en la sala de dilatación, su hijo nació y se agarró a su piel como una ventosa. Ella se repitió «Estamos sanos», como un mantra frágil.

Tres horas después, dos auxiliares acudieron para pesarlo. Una llamó a la otra con la voz alterada. «¡Qué barbaridad! Llama al trauma, ha nacido con la pierna del revés». En efecto, la rodilla del recién nacido estaba girada por completo. Lo envolvieron en una toalla y desaparecieron sin explicaciones. Lourdes y su marido esperaron más de una hora llorando sin saber qué hacer.

Cuando llegó, el traumatólogo fue el único que habló con calma: escayola durante quince días y todo volvería a su sitio.

De vuelta en la habitación, recibieron un consejo que devolvió el miedo que parecía haberse mitigado: «Cuidado con las flemas. Muchos bebés mueren atragantados en las primeras horas». Entonces empezó el terror silencioso. Sin visitas por protocolos del COVID. Sin ayuda. Sin descanso. Ella no sabía cómo ponerlo al pecho. Nadie la acompañó. Y, sin dormir, la mente se oscurece muy rápido.

Les dieron el alta, pero en casa no llegó la paz, sino el pánico. Lourdes no podía dormir por miedo a que el bebé dejara de respirar. Le aterraba quedarse sola con él y salir a la calle era impensable. El agarre era malo, las grietas de sus pechos sangraban y el dolor la nublaba. A los tres días, llegó la mastitis. Tras pedir consejo a varios profesionales y gastarse dinero en ello, le diagnosticaron APLV (alergia a las proteínas de la leche de vaca) y frenillo corto. Lourdes se rindió con la lactancia. Y ese duelo fue enorme. Había estudiado, se había preparado... y aun así sentía que no servía.

En ese momento empezaron los pensamientos oscuros y las noches eternas. «No merezco estar viva», «Mi bebé estará mejor si no llega a recordarme», «¿Y si se me cae sin querer?». Después de cada pensamiento, la culpa la mordía. Se sentía monstruosa por siquiera imaginarlo. «Ojalá pudiera volver atrás y no ser madre», se repetía en silencio.

Su marido tampoco estaba bien e incluso una vez le dijo que estaba loca. No lo hizo con maldad, sino con desesperación.

Hasta que un día su madre vio la verdad. Distinguió la desesperación, la angustia y el miedo. Cuando le preguntó qué le pasaba, Lourdes susurró: «Ojalá hubiera muerto en el paritorio». Al escuchar esto, su padre, que se hallaba con ellas, se levantó y respondió con firmeza: «Haced maletas. Nos vamos a casa. Todos. El tiempo que haga falta». Él fue quien tomó la decisión, el primer muro protector de esta historia.

En casa de sus padres, Lourdes volvió a ser pequeña, no como un ser frágil, sino como alguien rodeado de amparo. Pudo dormir, comer y respirar sin sentirse amenazada. Sintió que alguien más, además de su pareja, la seguía queriendo y se dejó cuidar sin tener que dar explicaciones. Y poco a poco volvió a tener ganas de vivir.

Esto le duró poco, pues dos semanas después el COVID la derribó de nuevo. Ingresaron a su bebé en la UCI, solo, sin visitas. El trauma se reabrió. Entonces decidió buscar ayuda psiquiátrica perinatal. «Ojalá lo hubiera hecho antes», pensó. Su psiquiatra la validó y puso palabras a lo que sentía y le pasaba. Eso lo cambió todo.

Con la ayuda adecuada, Lourdes empezó a disfrutar de su hijo. Porque alguien la vio, la escuchó y le dijo tres frases que todas deberían escuchar: «No es culpa tuya. Lo estás haciendo lo mejor que puedes. Va a mejorar».

Su padre fue igual de importante que su madre. Su pareja, también. Lourdes entendió algo esencial: sola no lo conseguiría.

Tiempo después, la idea de un segundo hijo aparecía tímida, pero la sombra del primer parto la bloqueaba. El miedo a otra depresión, a que naciera con una discapacidad y dejarle «el marrón» al mayor, y también la pena dulce de no haber tenido ella una relación fraternal plena, porque su hermano nació con daños durante el parto.

Empezó a asistir a terapia para saber si estaba preparada. Ahorró más de un año para permitirse un equipo médico privado y respetuoso que la hiciera sentirse segura, fuerte y acompañada.

Hoy, embarazada de su segundo hijo, vive un embarazo distinto. Con más calma, calidez y compañía y menos vigilancia.

Tras la baja, volvió al trabajo, pero no con la misma jefa. Aquella mujer, supo luego, tenía problemas de fertilidad. Le pusieron problemas para la reducción de jornada. «Ahora todas sois muy blanditas», le dijeron. Se sintió mala profesional por delegar, mala madre por dejar a su hijo de cinco meses en manos de desconocidos. Pero un día lo entendió: su trabajo era secundario, pero su vida no.

Hoy Lourdes pone límites, comparte menos y protege más. Se siente fuerte para defender sus necesidades. Su tribu la forman sus padres, su pareja, su suegra —que es para ella como otra madre— y una amiga de instituto, madre de mellizas, con quien puede hablar sin filtros.

Ha aprendido que sola no se puede con todo. Que pedir ayuda no es un fallo, sino sabiduría. Y si pudiera hablar con una madre sin tribu, le diría: «Búscala. No importa quién la forme. Busca a quien no juzgue».

Esta experiencia la cambió y ahora es más empática y paciente y menos exigente.

Rescató a la niña que disfrutaba de la vida sin tantas preocupaciones, la que reía con poco, la que confiaba.

Cuando mira a su hijo, siente orgullo. No del camino perfecto, sino sobrevivido. Su herida más profunda le enseñó dónde se esconde la ternura.

Cristina

Cristina llegó al hospital un lunes cualquiera, empujada por una inquietud que no supo explicar del todo: su bebé se movía menos. En la sala de monitores, entre pitidos y luces tenues, escuchó el latido de su hija: fuerte, constante, tranquilizador. Todo parecía bien..., hasta que no lo fue.

De pronto, una deceleración, una curva que cayó en la pantalla. Y entonces llegaron ellas. Entraron sin presentarse enfundadas en batas blancas, hablando entre ellas en voz baja, sin mirarla. Nadie explicaba nada. Nadie nombraba lo que estaba viendo. Cristina empezó a sentir que su cuerpo se llenaba de ruido y su cabeza de silencio. Le pusieron medicación sin permiso y le quitaron las pulseras de identidad.

«Ya no eres paciente», le dijeron.

Y esa frase, simbólica y cruel, le arrancó el suelo bajo los pies.

La trasladaron a planta, donde una matrona le dijo que todo estaba bien, que solo era un procedimiento de control. Vuelta al pasillo. Otra puerta. Otra cama. Nadie la miraba a los ojos.

Horas después, regresó a la sala de partos. Allí, una frase perforó sin anestesia su mente: «¿Qué quieres que te diga? ¿Que si no sacamos ya a tu hija igual se muere?». Fue la primera vez que sintió que la culpaban por existir. Así, la separaron de su pareja sin aviso, sin dejar que se despidiesen. Solo vio cómo se alejaba, empujado fuera de la escena, como si fuera una molestia.

Cristina entró sola al quirófano. Una enfermera, autoritaria, la obligó a tumbarse mientras otra la inmovilizaba. Nadie le explicó los protocolos ni le dijo qué iban a hacer con su cuerpo. Cuando entró el cirujano, de voz seca y actos mecánicos, le pusieron una anestesia que no funcionó del todo. Cristina sintió el bisturí rasgarle la piel y el dolor la atravesó como un rayo. «¿Te duele? Pues será presión», le respondieron. Su bebé nació. Cristina no lo supo porque se lo dijeron, sino por el llanto, uno que escuchó a lo lejos. Se lo llevaron a la sección de neonatos sin siquiera hacer el piel con piel. Sin su padre. Solo por completo. A ella la dejaron tres horas sola en reanimación. No le permitieron llamar ni le explicaron nada. Solo le repitieron tres veces una frase: «Está con tu pareja». Pero era mentira. Su hija había entrado sola a neonatos, con hambre, con el llanto interrumpido por la máquina de oxígeno.

Y Cristina tuvo que aprender a enganchársela al pecho en una silla fría, sin supervisión, con su cuerpo recién abierto y aún temblando. Nunca le explicaron el diagnóstico ni le hablaron de lo que había pasado. Cuando pidió información, le respondieron con tecnicismos y prisas. Cristina se dio de alta con un parte médico... y un trauma sin nombre.

En casa, la depresión posparto se escondió bajo la alfombra de lo cotidiano. Estaba triste sin saber por qué. La sombra llegaba por las noches, cuando la casa dormía. Revivía el bisturí, lo que le habían dicho, la soledad. Buscó información en los informes y los partes, sin embargo, no encontró nada. Tuvo que pagarse una ginecóloga privada para saber qué había ocurrido de verdad.

Y allí, en aquella consulta, por primera vez alguien la miró, la escuchó y no dudó. «Tu parto no fue respetado —le dijo—. Lo que sientes es fruto de un trauma». Sus diagnósticos fueron trastorno por estrés postraumático y depresión.

Empezó a tomar sertralina, inició terapia especializada en perinatalidad semana tras semana durante veinticuatro meses. Y una verdad emergió: no fue la cesárea, ni la técnica, sino el trato inhumano que recibió. Fueron las miradas que no estuvieron, las explicaciones que no llegaron, las manos que la empujaron, la soledad quirúrgica, la mentira de la reanimación, la separación forzada.

Hoy, dos años después, Cristina adora a su hija. Su vínculo es seguro y la niña es luz, alegría, reparación. A veces, cuando duerme sobre su pecho, siente cómo la huella del bisturí se disuelve un poco.

Cristina sigue asistiendo a terapia. No por debilidad, sino por responsabilidad. Porque sanar también es maternaje. Ahora sabe que con que el bebé esté bien no es suficiente. También tiene que estar bien la madre. Cuando ella cuenta su historia, muy despacio, las palabras todavía tiemblan en sus labios, pero no así sus manos ni su orgullo.

Cristina sobrevivió a un parto no respetado. Y hoy, cuando se mira en el espejo, reconoce a una mujer que aprendió algo esencial: que el cuerpo sana con puntos, pero el alma, con acompañamiento.

Lorena

En octubre de 2019, Lorena conoció por primera vez a su hija, una niña deseada, soñada, imaginada tantas veces. El parto fue rápido, la piel con piel tibia, y un amor inmenso la inundó como una ola dulce. Pero, apenas unos días después, la lactancia empezó a ensombrecerlo todo.

Ella era enfermera, formada, «preparada», y había dedicado meses a estudiar sobre lactancia. Quería hacerlo bien, ofrecer lo mejor, pero las tomas eran interminables. Su bebé lloraba —todo lo que ella no era capaz de llorar— y cada subida de leche se traducía en una punzada de dolor físico y mental.

Buscó ayuda, probó posturas, leyó artículos, descargó esquemas y escuchó consejos. Insistió hasta la extenuación, porque había aprendido que una buena madre lucha. Pero la lactancia no funcionaba y la culpa comenzó a crecer despacio, como humedad en las paredes.

A comienzos de noviembre apareció la mastitis, que le produjo fiebre alta, escalofríos y un dolor desgarrador. Su bebé estaba pegada al pecho, pero no conseguía alimentarse bien. Su cuerpo había dicho basta. Ese día, Lorena decidió parar. Y aunque sabía que era la mejor decisión para estar disponible para su hija, se sintió un fracaso absoluto. «¿Cómo yo, que soy enfermera y tengo formación en esto, no puedo conseguir algo tan natural?», se repetía.

Diciembre trajo consigo cansancio.

Enero y febrero pasaron como un invierno interno. La maternidad tan deseada empezaba a sentirse pesada, turbia, como si alguien hubiera bajado la luminosidad de la vida. Aun así, poco a poco, consiguió disfrutar de su bebé y empezó a encontrar un ritmo propio. Estaba aprendiendo a ser madre, por dentro y por fuera.

Hasta que llegó marzo de 2020. Con el COVID las puertas se cerraron, las calles se vaciaron y el miedo se coló por todas las rendijas. Justo en ese momento, Lorena tuvo que reincorporarse al hospital, un lugar que ya no era el de antes. Entre el turno y el descanso, su cabeza no paraba: ventanas de sueño, alimentación, posiciones, rutinas, piel con piel, juego en el suelo... La teoría era una montaña inmensa sobre sus hombros.

Y la maternidad —que había imaginado libre— se convirtió en una lista infinita de normas. Cada pequeña variación era una amenaza, un fallo, una culpa nueva. Se volvía irritable, exigente consigo misma, incapaz de delegar porque lo consideraba arriesgar y, en definitiva, fallar. ¿Cómo podía sentirse tan triste si estaba viviendo su sueño? «Quizá fueron las expectativas», pensó. Tal vez la versión de madre que había imaginado no existía.

Llegó abril. La ambivalencia la acompañaba en todo: la felicidad inmensa de tener a su hija junto con una tristeza silenciosa que no sabía nombrar. Y esa mezcla generaba más culpa. «¿Por qué yo no puedo disfrutar como las demás? ¿Por qué no veo la belleza que todo el mundo dice que se ve?», se decía a sí misma.

Menos mal que no estaba sola. Su pareja la observaba desde fuera con paciencia y la acompañaba sin juicio. Y, sobre todo, tuvo el valor de decirle: «Necesitas sentirte bien para poder cuidar bien de nuestra hija». Aquella frase abrió una grieta por donde empezó a entrar la luz.

Lorena pidió ayuda e inició terapia. Sesión tras sesión, aprendió a soltar, a confiar, a escucharse. Empezó a delegar pequeñas cosas: una siesta en brazos de otro, una comida hecha por alguien que no era ella. Su cuerpo se fue calmando y el nudo del pecho empezó a deshacerse.

Y entonces ocurrió algo hermoso: su bebé la sanó. No por magia, sino porque la obligó a respirarse, a mirarse, a reconstruirse sin la exigencia de la perfección.

A finales de verano, Lorena volvió a sentirse ella misma. Con más calma, más seguridad, más instinto y menos manual. Y entendió que una buena maternidad no se mide en teorías, sino en presencia. Cuando mira a su hija, sabe que no falló. Que elegir estar bien fue justo lo que la convirtió en mejor madre, que pedir ayuda no fue debilidad, sino valentía y que la tristeza no invalida el amor. A veces, solo lo nubla.

Tres veranos después llegó la segunda, junto con otro posparto. Esa vez fue distinto, más relajado y seguro. Ahora abraza a sus hijas, al mismo tiempo que se abraza a ella misma y se da espacio para seguir aprendiendo y adaptarse al cambio.

VII

LA PÉRDIDA

Cuando hablamos de pérdida, casi siempre pensamos en aborto espontáneo. Y sí, ese duelo existe y duele. Pero en el posparto hay otros duelos que también cuentan y que a menudo pasan sin nombre.

Me encantaría que leyeras este capítulo con amor y lentitud. Si algo te remueve, para, respira, vuelve cuando quieras. Aquí no vamos a «arreglar» nada: vamos a poner palabras, a quitar culpas y a sostener. A veces, el mayor alivio es que alguien diga: «Lo que sientes tiene sentido. Estoy aquí».

Recuerda que no hay «una forma correcta» de llevar el duelo. Lo que sí hay es un modo más amable: con presencia, palabras honestas y acciones pequeñas que aligeran lo que pesa.

La pérdida gestacional

Hablar de la pérdida sigue siendo un tabú. Muchos padres sienten que, si la nombran, duele más y que, en cambio, si callan, quizá sea como si nunca hubiese ocurrido. Pero el silencio aísla y añade culpa a un dolor ya difícil de sostener. Los organismos internacionales insisten: la pérdida reproductiva es frecuente y está estigmatizada; necesitamos ofrecer conversación sobre esto y un cuidado respetuoso.

Una vez, charlando con una amiga, nos dimos cuenta de algo: si pierdes a un progenitor, eres huérfana; si muere tu pareja, viuda. Pero no hay una palabra que se otorgue a un padre cuando fallece su hijo. No es que no exista el duelo, sino que la sociedad no le da un nombre. Y eso duele el doble.

Tienes que saber que uno de cada diez embarazos clínicamente reconocidos termina en aborto espontáneo; el riesgo aumenta con la edad de la madre. Alrededor del 20 por ciento de los casos se producen a los treinta y cinco años, 40 por ciento a los cuarenta y hasta 80 por ciento a los cuarenta y cinco (American College of Obstetricians and Gynecologists, 2018; Nybo Andersen *et al.*, 2000). La causa más común del aborto temprano (ya que en la gran mayoría de estos casos (entre el 50 y el 60 por ciento) sucede durante las primeras doce semanas de gestación) son anomalías cromosómicas fetales; es decir, no es algo que esté bajo el control de la madre (American College of Obstetricians and Gynecologists, 2018; American Society for Reproductive Medicine, 2012).

Hoy en día, no hay evidencia de que el estrés, mantener relaciones sexuales o la actividad física moderada puedan ser la causa del aborto.

La culpa

NO HICISTE NADA MAL

La culpa suele aparecer cuando buscamos una razón. El cerebro odia el vacío y, si no hay una explicación clara, se la inventa..., y muchas veces nos la adjudica.

> **Recuerda:** en la mayoría de las pérdidas tempranas no hubo nada que la madre pudiera hacer para evitarlas.

En psicología, la culpa es una emoción que aparece cuando percibimos que hemos hecho algo mal, por lo que se asocia a una conducta específica («he hecho algo incorrecto»). En cambio la vergüenza implica una evaluación negativa de uno mismo y se vincula con la identidad («soy una mala persona»). Mientras la vergüenza genera retraimiento y riesgo de depresión, la culpa —bien entendida— puede resultar adaptativa, ya que motiva a la reparación y el aprendizaje tras una falta real.

Tras un duelo es habitual que surja la culpa. Pero ¿por qué?

- Por una necesidad de **control**: si creo que hice algo, entonces podría haberlo evitado. Esto proporciona una ilusión de control que calma a corto plazo, pero que daña a largo.
- Por algo que se llama **sesgo de retrospectiva**: es decir, que con el resultado en la mano todo parece «obvio» y las decisiones pasadas se juzgan con dureza.

- Por **silencio y estigma**: si no se habla, la mente completa la historia con autoculpa.

¿Y cómo saco la culpa de mi vida? Para empezar, te ayudará ir a terapia. Si ves que la culpa y tú sois demasiado amigas, es importante empezar a trabajar con un profesional. Recuerda que esto es una pequeña guía, no una solución mágica y un libro no reemplaza a un psicólogo. Aun así, te adjunto una tabla con pequeñas acciones para soltar la culpa:

Responsabilízate de lo real, no de todo.	1. Escribe el hecho doloroso. 2. Lista todos los factores implicados (biología, tiempos médicos, azar, apoyo, información disponible entonces…). 3. Asigna porcentajes realistas a cada factor (hasta alcanzar el 100 por ciento). 4. Mira cuánto te estabas adjudicando (¿Un 80 por ciento o un 100?) y reajusta.
Cambia el foco de «soy la mala» a «hice lo que pude».	Recuerda: la culpa se relaciona con conductas mientras que la vergüenza ataca a la persona. Cambiar «soy culpable» por «me siento culpable» matiza. (La vergüenza se asocia a más depresión que la culpa; por eso conviene no convertir la culpa en identidad).
Repara, si hay algo que reparar.	Si hiciste o dijiste algo que te pesa, elige una acción reparadora: una conversación honesta, un gesto de cuidado hacia ti o un ritual simbólico de despedida. La culpa útil mira al futuro.
Practica autocompasión (no es autoindulgencia).	La autocompasión se asocia a menos síntomas de ansiedad/depresión y las intervenciones centradas en compasión reducen la autocrítica. Un microejercicio es ponerte la mano en el pecho y repetirte «Esto duele», «No estoy sola», «Hoy me trato con amabilidad».

Perdónate.	El autoperdón se relaciona con mejor salud mental. Los pasos típicos son los siguientes: 1. Reconocer el dolor y, si aplica, tu parte real. 2. Comprometerte a aprender de ello. 3. Elegir un acto de reparación (aunque sea simbólico). 4. Repetirte «Puedo soltar y seguir cuidándome».

El duelo

El duelo es la respuesta natural ante una pérdida, esa mezcla de vacío, rabia, tristeza y desconcierto que a veces arrastra y otras acompaña en silencio. Es fácil imaginarlo cuando muere alguien, pero en el día a día también vivimos duelos menos visibles (y menos intensos): cambios de planes, renuncias, finales.

Durante la gestación, parto y posparto hay muchos duelos de los que se habla poco. Parece que la llegada de un bebé solo puede traer alegría y que, si «te quejas», no estás siendo agradecida con lo bueno que te da la vida. Mis hijas me están regalando momentos indescriptibles, pero, a su vez, he llorado mucho y me he sentido más sola e incomprendida que nunca al ser madre. Me gustaría nombrar algunos de los duelos más comunes en esta etapa, porque algo que me ha permitido avanzar es darme cuenta de que no era la única que pasaba por este trance. Por ello, siento la responsabilidad de visibilizarlo y ponerle voz.

DUELOS	
Gestación	Pérdida bioquímica temprana
	Embarazo ectópico
	Interrupción por motivos médicos
	Diagnóstico de riesgo
	Embarazo que tarda en llegar
	Infertilidad secundaria
Parto	Distinto al soñado
	Cesárea no deseada
	Instrumentación
	Separación madre-bebé
	Ingreso neonatal/UCI
	Pérdida de control o voz en la toma de decisiones
Posparto	Lactancia que no pudo ser
	Lactancia con cese antes de tiempo
	Dolor crónico o secuelas físicas
	Cambio del físico
	La vida de antes
	Cambios en la pareja
	Cambios en la identidad
	Vuelta al trabajo o renuncia
	Cansancio
Duelos silenciosos	El nombre que no fue
	El plan de crianza que no encaja
	La red que no responde
	El siguiente embarazo que se posterga o no llegará

Los duelos se disfrazan a menudo de enfado, apatía, insomnio, falta de apetito o una sensación de «no tener impulso». Si esto te suena de algo, es posible que el duelo esté tocando a tu puerta. Lo más sano no es negarlo, sino dejarlo entrar, darle nombre y permitirte sentirlo.

Respecto al duelo, sabemos cuándo empieza, pero no cuándo termina. Durante décadas expertos de todo el mundo han estudiado y analizado el duelo para encontrar formas de sentir menos dolor. Todas las conclusiones son parecidas: el duelo hay que transitarlo y, cuanto antes, mejor. Negar el malestar o el dolor solo aplaza lo inevitable.

A lo largo de los años se han descrito las fases y establecido modelos para poner palabras a lo que nos pasa cuando «estamos mal».

Kübler-Ross y Kessler (2005) describieron el duelo en cuatro fases. Según esta teoría, no hay un orden correcto ni una casilla que marcar. Las fases son negociación, ira, tristeza y aceptación. Worden (2009) hizo esta misma teoría un poco más práctica:

- Aceptar la realidad de la pérdida (que recordemos que no tiene que ser una persona).
- Procesar el dolor del duelo.
- Adaptarse a un mundo en el que esa persona/expectativa ya no está.
- Recolocar emocionalmente y seguir viviendo.

En la misma línea temporal apareció el modelo de doble procesamiento (Stroebe y Schut, 1999; 2010), en el que se explica que las personas oscilamos entre dos polos: uno **orientado a la pérdida** (es decir, sentir, recordar, llorar) y otro **orientado a la restauración** (hacer gestiones, cuidar de lo cotidiano, volver poco a poco). Se entiende que la oscilación es habitual y saludable y que ir y venir forma parte de integrar.

Pero ¿cuánto dura esto? Ay, amigo, no existe una cronología única. Hay días en que parece que ya pasó y otros en que vuelve con fuerza. El tiempo es variable; solo hablamos de duelo prolongado cuando los síntomas intensos persisten y deterioran la vida durante unos doce meses en adultos y unos seis meses en niños y adolescentes.

Vamos, que no hay una fecha de caducidad del dolor. Va y viene y el objetivo no es superar y olvidar, sino integrar la pérdida.

Te dejo algunos recursos para integrar la pérdida, aunque, como siempre, esto no reemplaza el trabajo de un psicólogo:

Para quien transita	Para quien acompaña
Nombra lo que sientes: tristeza, vacío, rabia.	Presencia sin prisa: móvil apagado, miradas y silencio cómodo.
Rituales simples: una carta, una caja de recuerdos, plantar algo, velar una foto.	Ofertas concretas (no «avísame»): comida real, poner lavadoras, acudir a la farmacia, llamar para gestionar una cita…

Para quien transita	Para quien acompaña
Prioriza descansar y date una ducha lenta, camina suave y haz ejercicios de respiración.	Protege el descanso y los cuidados.
Evita el aislamiento: busca a personas con las que hablar y otras que te ayuden con la logística.	Usa un lenguaje que cuida: «Te creo», «Tiene sentido», «Estoy aquí».
Escribe sin editar (lo que salga) en un papel en blanco.	Evita comparaciones y consejos no solicitados (como «Ya pasará» o «No estés triste»).
Pide ayuda.	Ten a mano el número de la matrona, la psicóloga, el pediatra... En definitiva, conoce su red de apoyo.

Sostener

He vivido muchos duelos en mi vida, pero, sin duda, el más grande fue el de mis abuelos. Murieron con un mes de diferencia y yo me desmoroné. Me sentí más sola e incomprendida que nunca.

Recuerdo que las personas que me rodeaban me daban ideas ingeniosas para «pasar página»: salir de fiesta, regalos, cotilleos o planes chulísimos. Yo lo único que quería era que el mundo parara, porque el mío acababa de detenerse por completo. En mi cabeza sonaba esto: «No quiero una solución, porque no me sirve. No me saca esta pena de dentro y, si crees que esto es lo que necesito, aún me siento más lejos de ti».

En esa época siempre quedaba con dos amigas, Xiluva y Claudia. A diferencia de todos los demás, ellas no me ofrecían nada. Solo estaban conmigo, en silencio y me dejaban espacio para estar mal. Recuerdo noches en casa de Claudia viendo Harry Potter o pasear con Xiluva por la playa de la Barceloneta y llorar. Ellas me dejaron vivir mi duelo. Y lo viví. Lloré y empecé a expresar y a decir todo lo que sentía.

Y poco a poco pasé por todas las fases que he comentado anteriormente. Ellas me quisieron sostener. No me dieron soluciones, ni ideas ni nada que hacer. Solo presencia, protección y calma.

Sostener es algo abstracto y tiene que adaptarse a la persona a la que cuidas.

Como ya hemos dicho, el duelo es personal y el dolor que cada uno sienta es válido. Te dejo frases que sostienen y otras que no:

LENGUAJE QUE CUIDA	EVITAR	
«Te creo».	«Todo pasa por algo».	Da a entender que se tiene que aprender algo de vivir una desgracia.
«Te entiendo».	«Ya tendréis otro».	Ningún hijo convalida a otro.
«No necesito que estés bien para quedarme contigo».	«No pienses más. No le des más vueltas».	Invalida. Cada uno piensa en lo que quiere.
«¿Quieres que me calle y te abrace?».	«Dime si necesitas algo».	Traslada la carga mental, ofrece acciones que puedas realizar.
«¿Te apetece que haga X ahora mismo?».	«¿Qué quieres hacer?».	

Sostener es ofrecer presencia, protección y pequeñas acciones concretas, sin llenar el silencio con soluciones.

Si eres la pareja, recuerda darte permiso para sentir distinto. La misma vivencia se puede experimentar de muchas formas y no es una competición sobre quién está peor o mejor. Si tu pareja está pasando por un duelo, una frase que puede ayudarte es «Yo sostengo la logística hoy; tú descansa/llora/habla.» Y, sobre todo, valida.

VIII

VOLVER A LA NORMALIDAD

Cuando dejes atrás el posparto, no volverá la mamá «de antes», sino que llegará la de ahora, la que forma parte de la nueva normalidad.

La vida se reordena por completo: prioridades, amistades que cambian, trabajo. La maternidad es transformadora porque lo mueve todo. Toca hacer sitio a esa nueva persona que ya está aquí.

Qué tengo que saber

Tras el parto, sobre todo en caso de lactancia exclusiva, puede haber amenorrea (y falta de menstruación) durante meses porque la prolactina y otras vías neuroendocrinas inhiben la ovulación. Aun así, el sistema hormonal sigue oscilando y el retorno del ciclo es gradual e irregular al principio.

La amenorrea por lactancia puede ofrecer anticoncepción hasta seis meses si es exclusiva y a demanda. Pero tienes que saber que, aunque no haya regla, la madre puede ovular antes del primer sangrado. Por ello, si no quieres un susto, toma las medidas pertinentes.

Soy cíclica

Cuando el posparto pase encontrarás a una madre que ya no es la persona que era. La vivencia de un hijo te cambia la vida (o eso es lo que se dice siempre) y la forma de entenderla. Las prioridades son otras, las amistades se transforman, la vida laboral se reinventa y todo pasa a otro lugar. ¿A cuál? Eso es lo que te toca descubrir, porque cada familia es única.

Dicho esto, resulta importante que sepas que hay cosas que han venido para quedarse. Y una de ellas es entender que la persona a la que has estado acompañando no es un robot y que, cuando el posparto pase, seguirá siendo una mujer cíclica, con todo lo que ello conlleva. Veamos esto con mayor detenimiento.

No todas llegamos a ser madres siguiendo el mismo camino; a veces es más fácil y otras resulta muy complejo. Y no todas tenemos la misma experiencia de parto, de crianza, de posparto..., y todo ello definirá la persona que seamos después.

Entonces ¿cuánto dura el posparto? Aunque tradicionalmente el posparto se considera un periodo de seis a ocho semanas (Saldanha *et al.*, 2023), cada vez más estudios demuestran que la recuperación física, emocional y cerebral puede alargarse mucho más, desde varios meses hasta incluso dos o más años (Hoekzema *et al.*, 2017; Bø *et al.*, 2015; Vogel *et al.*, 2024).

Cuando todo vuelva a su cauce, te encontrarás a una madre que ha pasado por mucho tanto fisiológica como emocionalmente. Y entonces también necesitará que la acompañes, aunque de otra forma. Como te digo, el posparto habrá pasado, pero sigue siendo una mujer cíclica. «¿A qué te refieres, Eva?», te estarás preguntando.

¿Alguna vez has notado que las mujeres somos inestables? ¿A veces unas exageradas y otras, despreocupadas? Esa sensación de que nuestro humor cambia y en ocasiones nos rayamos. Pues no, no estamos al borde del colapso, ni locas ni nada por el estilo. Las mujeres tenemos el poder de crear vida y esto tiene un precio. Por ello vivimos cada mes un ciclo de la vida, como si en nuestro interior transcurriesen las estaciones con el objetivo fisiológico de tener otro bebé.

A continuación te hablaré de las cuatro fases del ciclo femenino para que aprendas a entenderlas en vez de juzgarlas y así poder acompañar mucho mejor a tu pareja, amiga e incluso hermana.

- **Primavera o fase folicular:** es la fase que arranca justo después de la menstruación. En ella empiezan a subir los niveles de energía y hay mucha claridad mental. Normalmente nos sentimos creativas y más asertivas. Imagina que dentro de nosotras florecen los campos y pían los pájaros. Durante esta fase tenemos ganas de dar, de ponernos en acción y tomar decisiones.

- **Verano o fase ovulatoria:** venimos de las flores y los pájaros y, de repente, nos vamos a Ibiza. Lo que significa mojitos, sol y fiesta. Es verano en nuestro interior y los niveles de energía se mantienen altos. Esta es la fase de la conexión social y el deseo sexual. Por fuera brillamos y estamos preciosas, dado que nuestro cuerpo prepara un óvulo que quiere fecundar (uno de los objetivos primarios del ser humano, reproducirse) y quiere acción. Y nosotras lo notamos.

- **Otoño o fase lútea:** después de este subidón, ¿qué crees que toca? Hemos ovulado, el embrión (seguramente) no ha sido fecundado y nuestro cuerpo baja la intensidad de todo lo vivido esta semana. Durante esta fase baja nuestro nivel de energía y nos volvemos un poco más introspectivas. Además, vivimos las emociones con más intensidad, por ello, digamos que todo nos afecta más. Por norma general, buscamos la calma, la contención y el espacio personal.

- **Invierno o fase menstrual:** y por fin llegamos al descanso. Es invierno dentro de nuestro cuerpo y buscamos el silencio y la pausa. A veces sentimos molestias, toca hibernar, descansar y desconectar.

En un experimento controlado, se les presentó a algunos hombres imágenes facialmente manipuladas de mujeres en fase fértil (ovulación) y en fase no fértil (lútea), utilizando transformaciones del 50 y el 100 por ciento del rostro en ambas condiciones. En todas las tareas evaluativas (¿quién es más atractiva, coqueta, cariñosa o con quien tendrían más posibilidades de salir?), los hombres mostraron una preferencia significativa por las caras correspondientes a la ovulación, lo que sugiere que diferencias muy sutiles en la forma facial son suficientes para influir en la percepción masculina de atracción (Bobst y Lobmaier, 2012).

Todo esto nos pasa mientras intentamos seguir con nuestra vida como si no pasara nada. Bajo lemas como «Y yo tenía cinco hijos y sin ayuda, imagínate» o «Tu abuela limpiaba las sábanas en el río y tenía cuatro, nunca le hemos dado importancia a lo que una mujer transita porque, sinceramente, no interesaba. Pero ahora sí. Cada vez somos más las personas que queremos mirar más allá y acompañar según las necesidades que presenta nuestro ser querido.

Acompañar es estar como se te necesita, no como te gustaría estar.

Microgestos por fases

Tal vez tras el apartado anterior, estés confuso y no sepas cómo acompañar cada fase. ¡No te preocupes! Te dejo un resumen para que tengas claro qué necesita la persona a la que acompañas en cada momento:

- En la primavera (o fase folicular) te recomiendo que apoyes sus decisiones o planes. Ofrece tiempos de foco, ya que se organiza mejor y posee mucha claridad mental.
- En el verano (o fase de ovulación) fomenta el plan social. Estamos en un momento de esplendor, con ganas de vivir y, sí, con apetito sexual en muchas ocasiones. ¡No diremos que no a un buen plan!
- Llega el otoño (o fase lútea) y nos ayudará que reduzcas las exigencias. Nos conviene una buena rutina, ingerir proteína y descansar. Una conversación difícil a última hora del día puede ser nuestra perdición.
- Por último, durante el invierno (o fase menstrual) sería genial que asumieras un poco de la logística y aumentaran los cuidados: un caldo calentito, peli y manta, poca gente en casa...

Una frase que te puede ayudar a cuidar sin dirigir es «¿Cómo está tu energía hoy y qué te haría la vida más fácil?».

Recuerda, las mujeres seguimos siendo cíclicas —con regla o sin ella— y nuestra energía sube y baja según las estaciones que vivimos en nuestro interior. Si aprendes a leer el clima en lugar de exigir verano todos los días, tu forma de acompañar se vuelve más humana y útil.

Sexualidad y pareja

La sexualidad no «vuelve», se reconfigura. El cuerpo, la mente y el vínculo cambian. Si dejamos de exigir un verano permanente y leemos el clima (energía, sueño, dolor, estado anímico), la intimidad encuentra caminos nuevos.

Parir es una experiencia traumática a nivel físico. Si se produce por cesárea, se trata de una operación mayor y, si es vaginal..., pues ha salido un niño de dentro de mamá por un agujero que, de primeras, parece desacorde al tamaño de la cabeza de un bebé. Es habitual que el apetito sexual **baje** en los primeros meses; recuerda, el cuerpo se está curando, el sueño se ve interrumpido y los ciclos hormonales varían. No es desamor ni «falta de interés», sino fisiología y un contexto arrollador. Por ello, hay que ver el sexo más allá del coito. La regla de oro de esta etapa es «sin prisa y sin culpa». Si no es hoy, no pasa nada.

¿Qué suele pasar? Una de cada tres mujeres siente dolor o molestias al retomar las relaciones sexuales (Banaei *et al.*, 2021). Esto recibe el nombre de dispareunia y suele mejorar a lo largo del primer año. La lactancia, por los niveles bajos de estrógenos y la alta prolactina, favorece la sequedad y las molestias, lo que puede reducir el deseo. Tengo que decirte que es habitual que en los tres primeros meses posparto mamá no quiera ni que la toques con un palo, ya que el deseo es uno de los dominios más afectados, aunque mejora progresivamente con el tiempo. Si a todo esto le sumas la falta de sueño y la fatiga, verás que los niveles de energía y concentración disminuyen por momentos y, como ya sabrás, la calidad de sueño se relaciona con la función sexual.

¿Y qué necesita mamá de verdad para que el deseo vuelva? Te he preparado una tabla para que te resulte más sencillo comprenderlo:

Seguridad física	Alta médica y tiempos de curación: muchas parejas esperan la revisión de las cuatro-seis semanas para asegurarse de que todo cicatriza bien, aunque no existe un «día obligatorio». La consigna es que se produzca cuando el cuerpo y la cabeza estén listos.
	Cero dolor evitable: lubricante de base acuosa o silicona; si hay dolor persistente, valorar las causas (puntos, cicatriz, hipertonía del suelo pélvico, sequedad) y derivar a un fisio de suelo pélvico o a un profesional sanitario.
Cuidar el suelo pélvico	La fisioterapia de suelo pélvico (ejercicios guiados, técnicas manuales, biofeedback, educación) es una opción eficaz y segura que reduce el dolor y mejora la función sexual en mujeres con dispareunia.
Hormonas, lactancia y sequedad	Durante la lactancia hay hipoestrogenismo relativo y prolactina alta, lo que produce más sequedad y, a veces, molestias. Es necesario el uso de lubricante y (si es preciso) tratamientos locales que recomiende el profesional, que pueden marcar la diferencia.
Dormir un poco mejor (y repartir la carga mental)	Proteger las siestas o el primer tramo de la noche, filtrar visitas y encargarse de la logística (comida, recados, citas) y liberar «espacio mental» son combustibles para la libido. La evidencia relaciona privación del sueño con peor función sexual en el posparto.

Vínculo emocional todo el día, no solo cinco minutos antes	La calidez diaria (mirarla, tocarla sin expectativas, gratitud específica, humor compartido) y una relación de buena calidad se asocian con un mejor bienestar sexual posparto. No es magia, sino neurobiología del apego aplicada a la pareja.

Así pues, a mí me gusta imaginarme esta etapa como si la mujer fuera una cebolla a la que hay que ir sacando capas para volver a descubrir. Cada capa hay que mirarla, entenderla y cuidarla. Algunas se desprenden solo con mirarlas, pero otras parecen enganchadas con pegamento. No desesperes, todas acaban saliendo, porque en este caso el tiempo sí «lo cura» todo.

Siguiendo esta analogía, he elaborado una tabla donde te presento las distintas capas de una mujer para retomar la vida sexual tras el posparto:

Primera capa: presencia y cuidado	Ducha larga y en calma para mamá (si no baja el cortisol, jamás estará receptiva al sexo).
	Masajes de espalda o cuello.
	Rutina de piel con piel en pareja (abrazo largo, respiración acompasada).
Segunda capa: afecto y sensualidad	Besos lentos.
	Caricias por zonas seguras (fuera de cicatrices o pezones sensibles).
	Luz baja.
	Explorar tiempos: cuándo hay más energía.

Tercera capa: erotismo sin dolor	Masturbación mutua.
	Sexo oral si apetece.
	Accesorios: lubricante, cojín para acomodar cicatrices.
	Posturas que den control a quien tiene dolor.
Cuarta capa: coito	Precalentamiento.
	Lubricante a mano.
	Ritmos pausados.
	Si hay molestia, se para y se vuelve a la segunda o tercera capa. No es un examen, no hay prisa.

Recuerda que el embarazo, el parto y el posparto es la época de la vida en la que mamá experimentará más cambios físicos. No fuerces el cuerpo y la mente de una persona que no se reconoce ante el espejo cuando se mira o que no acaba de entender todo lo que le pasa. El cuerpo de mamá acaba de traer vida al mundo y no le podemos exigir más de lo que ya está haciendo.

IX

CUIDAR CON PALABRAS

No hay palabras universales que encajen bien en todas las situaciones. Cuando busques una frase para acompañar o ayudar a esa mamá que no acaba de sentirse bien en algún momento, piensa en qué resonará más con ella, lo que más la cuidará y abrazará. Te dejo una lista con ideas para acompañar y te animo a que la amplíes o modifiques según vuestras vivencias.

Validar y sostener	«Eres la mejor madre para nuestro hijo».
	«Te creo. Estás haciendo muy bien algo que es muy difícil».
	«No tienes que estar bien para que me quede contigo».
Cuidar sin juzgar	«¿Qué crees que necesitas hoy? Mereces descanso y autocuidado; yo me encargo de lo demás».
	«La supermamá no es quien lo hace todo, sino quien pide ayuda y pone límites».
Somos un equipo	«Somos un gran equipo, si tú paras, yo remo».
	«La mejor opción es la que elegimos como familia».

Perspectiva y autoestima	«Eres valiente y fuerte. Esta etapa es abrumadora y, aun así, sigues adelante».
	«La maternidad tiene luces y sombras, pero yo estoy para ambas».
Soledad y presencia	«Sentirse sola es común en esta etapa. No lo estás, me tienes a mí y al bebé».
	«Cuando necesites hablar, te escucho; cuando necesites silencio, me quedo».
Tiempo y proceso	«Todo es temporal y va a mejor».
	«Ojalá te vieras con mis ojos, eres increíble».
Ofertas cerradas (quitan carga mental)	«¿Ducha larga ahora o en veinte minutos? Yo me quedo con el bebé».
	«Hoy la cena la hago yo; mañana te llevo caldo y fruta».
	«¿Paso yo por la farmacia y recojo la receta?».
Qué evitar	«Anímate».
	«Otras pueden…».
	«Deberías…».
	«Así no se hace».
	«Si necesitas algo, me dices».

X

QUE NO SE ME OLVIDE

Convertirme en madre ha sido una de las aventuras más intensas de mi vida. Es una ola que llega de golpe y te arrastra o se deja surfear. Como ya te he repetido, surfear o quedarse atrapada depende en gran parte del entorno, del día cero, del parto y de ti, su acompañante.

No soy ni volveré a ser nunca la persona que era antes de ser madre. Ahora, sin duda alguna, soy mejor, los dos somos mejores, Miguel y yo. Nos queremos más: más bonito, con más compasión, con más ternura, más empatía y más respeto. Nos queremos mejor porque nos hemos dejado aprender de esta aventura. Y, por supuesto, te invito que te permitas crecer, equivocarte, pedir perdón, mirar hacia dentro y descubrirte. Todo esto no solo afecta a la pareja, también a todo aquel que acompaña. Puedes ser la abuela que «la caga», el amigo inoportuno o la hermana desaparecida. Por ahora no tenemos demasiados referentes de tribu real, así que da por hecho que te equivocarás y, si no lo haces, eso que ganas.

La llegada de un niño es y será siempre un rayo de luz en la vida. Ojos nuevos con ganas de explorar, de cuestionar y de conocer el mundo. La infancia es para mí el motor de todo, aunque esta visión no la comparte la gran mayoría de los adultos. Tienes la suerte de que habrá o ya hay un peque cerca. Disfruta todo lo que puedas o te dejen, porque esta época pasa. Y, además, muy rápido (aunque mientras lo vives no lo parece).

Si eres la pareja, estás a punto de embarcarte en el mejor viaje de tu vida. Te envío fuerza y paciencia (las ganas las pones tú) para ilusionarte, enfadarte, deconstruirte y volver a empezar a seguir viviendo con una perspectiva distinta.

Si eres otro acompañante, gracias por formar parte del cambio, por interesarte y por querer cuidar desde el amor y la tribu. Estás construyendo un mundo mejor para la nueva familia, para el bebé que llega y para la sociedad en general. Eso sí, recuerda que no podemos acompañar con respeto si no se te respeta a ti, tú pones los límites de lo que quieres o no hacer y ellos pondrán los suyos en función de lo que necesitan o desean. Cuídate, será genial.

Mientras, yo seguiré con lo mío. Deseo haberte ayudado, gracias por confiar en que se puede hacer de otra forma y, sobre todo, por haber llegado hasta aquí. Para mí ha sido una aventura escribir cada una de las palabras que aparecen en este libro y me ilusiona saber que lo hemos compartido juntos.

Disfruta y recuerda: lo estás haciendo bien.

Anexos

1. Eneagramas

Tipo de mamá	Claves para acompañar	Evita decir o hacer	Frases que ayudan
1. La reformadora (o perfeccionista)	Valida su esfuerzo. Ayúdala a soltar el control con amor.	No digas «relájate» sin ofrecer opciones. Evita minimizar su esfuerzo.	«Veo todo lo que haces, y lo haces increíble».
2. La ayudadora (o la que cuida de todos)	Recuérdale que ella también merece cuidado. Ofrece ayuda sin esperar a que la pida.	No digas «Avísame si necesitas algo».	«Hoy me encargo yo, tú también tienes que descansar».
3. La triunfadora (o la eficiente)	Celebra sus pequeños logros. Ayúdala a aceptar que descansar también es avanzar.	No digas «Otras hacen más» o «Todo el mundo lo hace».	«Lo que haces es suficiente. Tú eres suficiente».

Tipo de mamá	Claves para acompañar	Evita decir o hacer	Frases que ayudan
4. La individualista (o la emocionalmente intensa)	Escúchala sin interrumpir. Respeta sus emociones profundas.	No le digas «Ya se te pasará».	«No necesito que estés bien para acompañarte».
5. La investigadora (o la que lo piensa todo)	Respeta sus silencios. Ayúdala a aterrizar sus ideas.	No la presiones para hablar ni la juzgues.	«Tómate tu tiempo, estoy aquí cuando quieras compartirlo».
6. La leal (o la que busca seguridad)	Crea rutinas y estructura. Refuerza su confianza y cumple lo que prometes.	No digas «No te rayes» o «No es para tanto».	«Estamos juntos en esto, puedes contar conmigo».
7. La entusiasta (o la que necesita libertad)	Dale espacios propios. Proponle planes sencillos y alcanzables.	No la obligues a estar feliz todo el rato.	«Puedes tomarte tu tiempo, no pasa nada si hoy quieres parar».
8. La desafiadora (o la fuerte)	Pregúntale cómo está de verdad. Recuérdale que no tiene que sostenerlo todo sola.	No digas «Tú puedes con todo».	«No tienes que hacerlo sola, estoy aquí para ti».
9. La pacificadora (o la que evita el conflicto)	Crea espacios seguros para que hable. Ayúdala a priorizarse sin culpa.	No asumas que todo está bien.	«Te veo y te escucho, aunque no digas nada».

No se trata de encasillar a la mamá en un perfil, sino de afinar tu mirada y comprender qué necesita, cómo se siente y cómo acompañarla de verdad.

2. Apuntes para la pareja

Este anexo es una carta abierta al acompañante principal, que suele ser la pareja, para que sepa qué puede hacer, cómo sostener sin desaparecer y cómo amar cuando todo parece romperse.

Lo que no se ve, pero pesa a los ojos de mamá:

- Tomar decisiones cada cinco minutos sobre una persona completamente nueva.
- Tener el cuerpo invadido, tocado, drenado.
- Sentir la culpa constante de no saber si lo está haciendo bien.
- No reconocerse en el espejo por todos los cambios físicos que se experimentan al mismo tiempo.
- Extrañar tener su propia vida.
- Sostener emocionalmente al bebé y a sí misma.
- Seguir, aunque no tenga fuerzas.

Esto no se ve, pero está y pesa. Si tú no reparas en ello, nadie más lo hará.

Si no sabes qué hacer, prueba con esto:

- Quédate, aunque ella no hable.
- Cógela de la mano. No para infundirle fuerza, sino para compartirla.
- Dile «Estoy contigo. No necesito que estés bien para estar aquí».
- Pregunta «¿qué necesitas hoy?» y hazlo sin juicio.
- Toma el relevo sin pedir instrucciones.
- No busques soluciones, tan solo sostén, escucha y protege.

Cosas que hacen que mamá se sienta sola aunque tú estés ahí:

- Hacer todo bien…, pero sin mirarla a los ojos.
- Repetir «Avisa si necesitas ayuda».
- Dar consejos que no te pidió.
- Corregirla delante de otros.
- Decir «Yo también estoy cansado» cuando ella llora.
- Esperar que vuelva a ser como antes… en medio del naufragio.
- Compararla con otras madres.

El amor no se mide por cuánto haces, sino por cómo estás. Cerca. Presente. Con ella.

Lo que puede crecer después del bebé:

- Aprender a ser equipo más allá de la pasión.
- Construir una intimidad más profunda.
- Aprender a pedir ayuda.
- Cuidar a la otra persona incluso cuando no puede devolver nada.
- Redefinir el «nosotros».

No es que tu pareja cambie, sino que ahora es madre. Y si la acompañas con amor, verás nacer a una mujer nueva... y también a una nueva versión de ti.

Preguntas para acompañantes que quieren remar de verdad:

- ¿Qué cosas de mi pareja valoro más desde que somos padres?
- ¿Qué me cuesta aceptar del posparto?
- ¿Qué tipo de acompañante quiero ser?
- ¿Qué me enseñó el silencio de mi pareja estos días?
- ¿Estoy remando o espero a que el río se mueva solo?

Prueba con esto:

- «¿Quieres que me encargue de la cena hoy?».
- «¿Te apetece que coja yo al bebé y tú te des una ducha larga?».

- «Estoy contigo, incluso si no sé bien cómo ayudarte ahora».
- «No tienes que ser todo para todos, estoy aquí».

3. Plan de logística

Estructuremos la convivencia en el posparto. Si eres la pareja de la mamá, te irá genial, y si eres otra persona, podrás dar valor a tareas que hay que hacer mientras se cuida a un bebé.

Estas tareas ya existían, pero creo que es importante incluirlas para darles valor:

TAREA	¿Quién se encarga?	Frecuencia
Cocinar y organizar comidas		
Limpiar zonas comunes		
Limpiar baños		
Limpiar cocina		
Poner lavadoras y tender		
Doblar la ropa y colocarla		
Comprar		
Gestión de papeleo (facturas, trámites de permisos, alta del peque…)		
Recoger paquetes/ correo		

Cosas que no estaban y que ahora hay que visibilizar:

TAREA	¿Quién se encarga?	Frecuencia
Dar pecho (si se da)		
Dar biberón (si hay)		
Limpiar biberones (si hay)		
Cambiar pañales		
Preparar la mochila del hospital o para salir a la calle		
Revisar las tallas de la ropa del bebé		
Revisar que tenemos ropa de la siguiente talla		
Guardar/regalar/ vender ropa que se queda pequeña		
Sostener emocionalmente a mamá (recordemos que está pasando por el posparto)		
Revisar la agenda médica (de mamá y del bebé)		
Calmar los llantos del bebé		
Dormir al bebé		
Tener al bebé dormido en los brazos (muchos JAMÁS se duermen sin contacto, las mías, por ejemplo)		

TAREA	¿Quién se encarga?	Frecuencia
Recordar qué cosas necesita el bebé ahora		
Proteger los tiempos de descanso		
Poner límites a visitas y familiares		
Preparar la casa (para la llegada, adaptarla a medida que crece…)		

No se trata de dividir tareas en partes iguales, sino de crear un equilibrio real. Uno que sostiene sin agotar, que acompaña sin invadir. El equilibrio que hace la familia.

Agradecimientos

No es demasiado protocolario empezar dando las gracias a los perros, pero, si los tienes, sabrás la compañía que hacen y toda la luz que pueden llegar a desprender. Gracias, Muchacho y Rudy, por estar prácticamente en todos los momentos en los que he escrito. Cuando pienso en el libro, vosotros venís a mi mente.

Gracias, Noa, por descansar en el porteo y permitirme escribir, leer y revisar cada una de las palabras escritas. No sabes lo felices que me han hecho tus siestas para poder dedicarlas al libro.

A vosotros, Emma y Miguel, por haber sido el mejor equipo del mundo y respetar mi pequeño espacio de locura con todo esto. Me ha hecho muy feliz vuestro soporte camuflado en paseos en bici, excursiones al parque o vuestra tarea favorita: recoger cacas de Rudy y Much. Además, sin ti, Miguel, este libro no tendría sentido. Formas parte de todo lo vivido y de la transformación de esta pareja en equipo. Juntos hemos creado y seguimos creando el proyecto más grande y ambicioso al que nunca nos enfrentaremos: nuestra familia. Necesitaremos muchos libros para plasmar todo lo que estamos aprendiendo, pero empecemos por uno. De verdad, os quiero infinito.

A la mejor editora que podría haber tenido: Cristina. Atenta, maja, paciente y muy comprensiva. Por respetar mis tiempos y a su vez «darme caña», por ayudarme a sacar lo mejor de cada párrafo, por releer cada una de estas frases. Gracias.

A vosotras, Cristina, Ana, Lorena, Lourdes y Alexia, por ser tan generosas al compartir vuestra historia conmigo y con todas las personas que la leerán. Este libro es vuestro.

A ti, Gisela, por ilustrar con tanto amor y fuerza.

A ti, Silvia, tan motivada como yo con este libro, que has leído párrafos, corregido textos y escuchado mis ideas.

A ti, Maria, que me ayudas a cuestionarme y a indagar en mí y, por lo tanto, a crecer. Por ser familia y estar siempre para todo. Si no fuera por Miguel, te tiraría los trastos.

A ti, Ana, que desde lejos siempre escucha y aporta en cada uno de mis proyectos. Es una suerte tenerte.

Por supuesto a ti, mama. No tenemos la relación madre-hija que nos haría felices a las dos, pero gracias a todo lo vivido estamos construyendo algo sano de lo que sentirnos orgullosas. En este libro encontrarás reflejadas muchas de nuestras charlas y aprendizajes. Espero seguir creciendo a tu lado para poner luz a tanta sombra.

A todas las personas que aparecen en el libro.

Y a ti que tienes el libro entre tus manos. Por confiar y querer formar parte del cambio.

Bibliografía

American College of Obstetricians and Gynecologists (2018), «Optimizing postpartum care: Committee Opinion No. 736», *Obstetrics & Gynecology*, vol. 131, n.º 5, e140-e150, <https://www.acog.org/clinical/clinical-guidance/committee-opinion/articles/2018/05/optimizing-postpartum-care>.

American Society for Reproductive Medicine (2012), «Definitions of infertility and recurrent pregnancy loss: A committee opinion», *Fertility and Sterility*, 98(4), pp. 591-595.

Banaei, S., *et al.* (2021), «Prevalence of postpartum dyspareunia: A systematic review and meta-analysis», *BMC Pregnancy and Childbirth*, 21, p. 284.

Bø, K., *et al.* (2015), «Postpartum pelvic floor muscle training and pelvic organ prolapse — a randomized trial of primiparous women», *American Journal of Obstetrics & Gynecology*, 212(1), 38.e1 -38.e7.

Bobst, C., y J. S. Lobmaier (2012), «Men's preference for the ovulating female is triggered by subtle face-shape differences», *Hormones and Behavior*, 62(4), pp. 519-524.

Boddy, A. M., *et al.* (2015), «Fetal Microchimerism and Maternal Health: A Review and Evolutionary Analysis of Cooperation and Conflict Beyond the Womb», *BioEssays*, vol. 37, n.º 10, pp. 1106-1118, <https://doi.org/10.1002/bies.201500059>.

Brown, A., y M. Lee (2012), «Breastfeeding during the first year promotes satiety responsiveness in children aged 18-24 months», *Pediatric Obesity*, 7(5), pp. 382-390.

Chapman, G. (1992), *The Five Love Languages: How to Express Heartfelt Commitment to Your Mate*. Northfield Publishing.

Daminger, A. (2019), «The cognitive dimension of household labor», *American Sociological Review*, 84(4), pp. 609-633.

Dennis, C. L., *et al.* (2017), «Prevalence of Antenatal and Postnatal Anxiety: Systematic Review and Meta-Analysis», *The British Journal of Psychiatry*, vol. 210, n.º 5, pp. 315-323, <https://doi.org/10.1192/bjp.bp.116.187179>.

Hoekzema, E., *et al.* (2017), «Pregnancy Leads to Long-Lasting Changes in Human Brain Structure», *Nature Neuroscience*, vol. 20, n.º 2, pp. 287-296, <https://doi.org/10.1038/nn.4458>.

Karp, H. (2015), *The Happiest Baby on the Block*, Nueva York, Bantam.

Kübler-Ross, E., y D. Kessler (2005), *On grief and grieving: Finding the meaning of grief through the five stages of loss*, Scribner.

Lawrence, J. (2000), «The Indian Health Service and the Sterilization of Native American Women», *American Indian Quarterly*, vol. 24, n.º 3, pp. 400-419, <https://www.jstor.org/stable/1185911>.

Li, W., *et al.* (2022), «The association between breastfeeding and childhood obesity/underweight: a population-based birth cohort study with repeated measured data», *International Breastfeeding Journal*, vol. 17, n.º 82.

MBRRACE-UK (2025), «Saving Lives, Improving Mothers' Care: 2025 Report», *National Perinatal Epidemiology Unit*, Universidad de Oxford, <https://www.npeu.ox.ac.uk/mbrrace-uk/reports>.

Montgomery-Downs, H. E., *et al.*, (2010), «Normative Longitudinal Maternal Sleep: The First 4 Postpartum Months», *American Journal of Obstetrics and Gynecology*, vol. 203, n.º 5, pp. 465.e1-465.e7, <https://doi.org/10.1016/j.ajog.2010.06.057>.

Nybo Andersen, A. M., *et al.* (2000), «Maternal age and fetal loss: population-based register linkage study», *BMJ*, 320, pp. 1708-1712.

Robbins, C. L., *et al.* (2023), «Timing of Postpartum Depressive Symptoms», *Preventing Chronic Disease*, vol. 20, E103, <https://doi.org/10.5888/pcd20.230107>.

Saldanha, I. J., *et al.* (2023), «Postpartum care up to 1 year after pregnancy: A systematic review and meta-analysis», *AHRQ Comparative Effectiveness Reviews*, n.º 261, Agency for Healthcare Research and Quality (AHRQ).

Stroebe, M., y H. Schut (1999), «The Dual Process Model

of Coping with Bereavement: Rationale and description», *Death Studies*, 23(3), pp. 197-224.

— (2010), «The Dual Process Model of Coping with Bereavement: A decade on», Omega - *Journal of Death and Dying*, 61(4), pp. 273-289.

U.S. General Accounting Office (1976), «Investigation of Allegations Concerning Indian Health Service», GAO/HRD-77-3, <https://www.gao.gov/products/hrd-77-3>.

Verbiest, S. B., *et al.* (marzo de 2017), «Promoting Maternal and Infant Health in the 4th Trimester», *ZERO TO THREE*, <https://www.mombaby.org/wp-content/uploads/2017/10/ZERO-TO-THREE-Journal.pdf>.

Vilaseca, B. (2019), *Encantado de conocerme. Comprende tu personalidad a través del Eneagrama*, Barcelona, Ediciones B, <https://borjavilaseca.com/wp-content/uploads/2019/07/1_73_encantado_de_conocerme_2019-1.pdf>.

Vogel, J. P., *et al.* (2024), «Neglected medium-term and long-term consequences of labour and childbirth: a systematic analysis of the burden, recommended practices, and a way forward», *The Lancet Global Health*, 12(2), e317 -e330.

VV.AA. (2017-2025), *ZERO TO THREE*, Recursos sobre el cuarto trimestre y la transición posparto, <https://www.zerotothree.org/resources/>.

Wang, Z., *et al.* (2021), «Mapping Global Prevalence of Depression Among Postpartum Women: A Systematic Review and Meta-Analysis», Translational Psychiatry, vol. 11, 543, <https://doi.org/10.1038/s41398-021-01663-6>.

Williams, K. B., *et al.* (2013), «Sleep Disturbance and Neurobehavioral Performance Among Postpartum Women», Sleep, vol. 36, n.º 1, pp. 73-81, <https://doi.org/10.5665/sleep.2312>.

Worden, J. W. (2009), *Grief counseling and grief therapy: A handbook for the mental health practitioner*, Springer Publishing.